RAWEXOTIC
ROHKOST MACHT NATÜRLICH SEXY

VICTORIA RUST

Schönheit braucht keine Zusätze

Geheimnisse der chemiefreien Pflege

INHALT

ENTGIFTUNG

MEDITATION UND BEWUSSTSEIN

BONUS

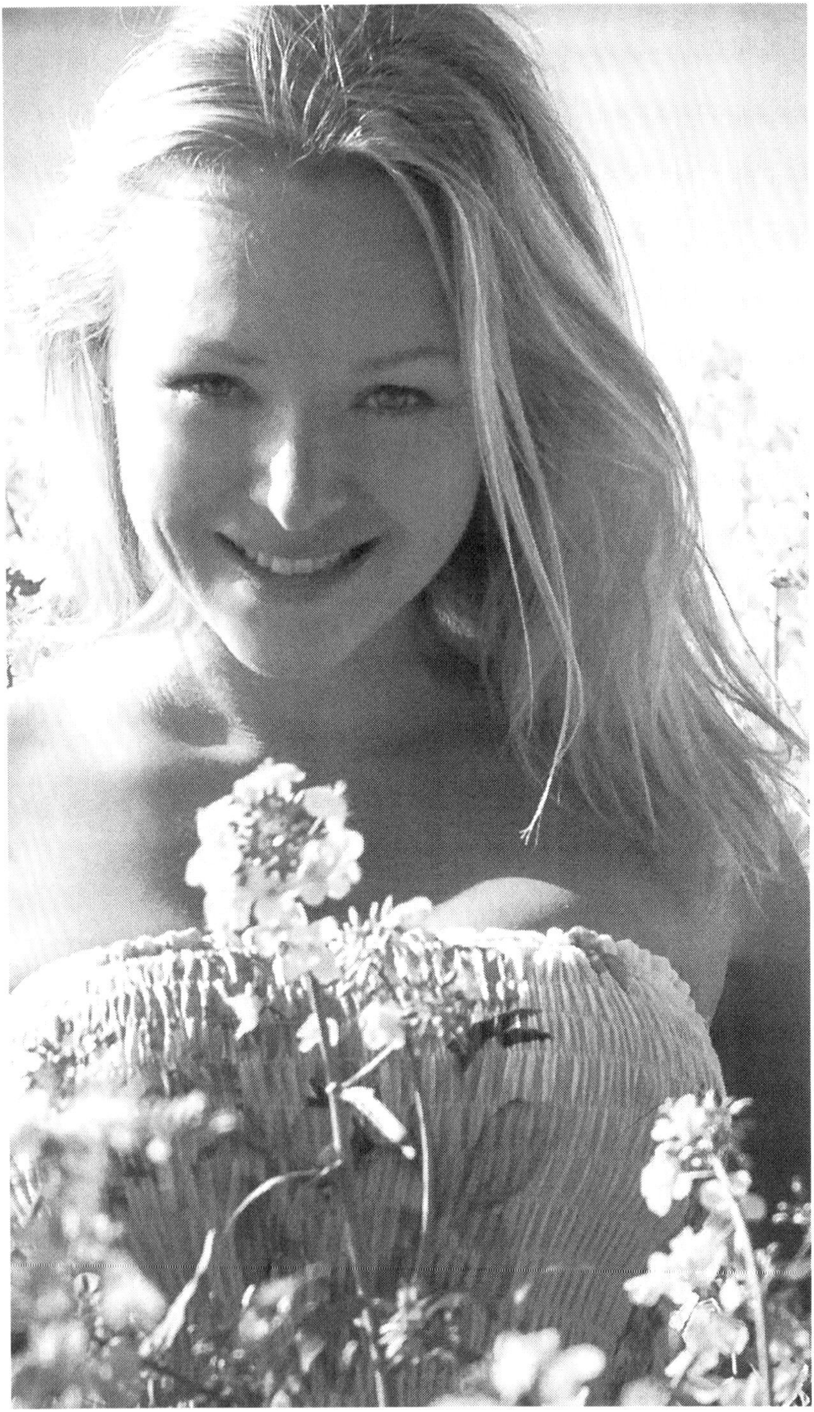

HALLO, LIEBE Schönheit

ich habe mich an dieses Projekt heran gewagt, weil die Idee, ein Buch zum Thema „Chemiefreie Pflege" zu schreiben, mich einfach nicht in Ruhe ließ. Auf meinem Blog www.rawexotic.com teile ich seit einigen Jahren meine Erfahrungen zu diesem Thema und sie sind jedes Mal auf ein überwältigendes Interesse und positives Feedback gestoßen.

Dieses Buch ist nicht dazu da, dir zu erklären, wie du dieses oder jenes machen sollst, um schöner zu werden. Ich habe es für dich geschrieben, um dir zu zeigen, dass du keine künstlichen Mittel brauchst, um schön zu sein. Ich möchte dich an deine einzigartige Schönheit erinnern, die du als Teil der Natur bist, damit du anfängst, DICH bewusst zu pflegen und so zu lieben, wie du bist, damit du dir nicht vorschreiben lässt, welche hochmodernen, teuren Produkte der Industrie du kaufen sollst, um dem oberflächlichen, flüchtigen Schönheitsideal der Medienwelt zu entsprechen. Du brauchst keine Chemie, um schön zu sein, denn Perfektion braucht keine Zusätze.

Wozu all die Chemie? In der Natur findest du alles, was du für gesundes Haar, jugendliche Haut und allgemeines Wohlbefinden brauchst. Du musst diese verborgene Kraft nur noch für dich wiederentdecken und nutzen! Das Buch wird dir helfen, dein Denken darauf auszurichten, dass du ein Wunderwerk der Natur bist und dass kein chemisches Mittel dich schöner machen könnte. Ganz im Gegenteil, diese Zusätze stören die natürlichen Vorgänge und Funktionen deines Körpers, denn dein Körper ist ein geniales Selbstregulierungssystem.

WARUM HABE ICH DIESES BUCH GESCHRIEBEN?

1. Ich möchte mein Wissen weitergeben, meine Erfahrungen teilen. Gerade ich, die alles Schädliche durchgemacht und am eigenen Körper in extremen Dosen ausprobiert hat und doch – oder vielleicht dank diesen Erfahrungen – den Weg zur Natur gefunden hat.

2. Ich finde es ungerecht, dass durch Werbung für chemische Kosmetikprodukte den Menschen falsche Informationen vermittelt werden, dass gesagt wird, dass giftige Substanzen pflegend, erfrischend, aufbauend und ähnliches seien, und dass die Menschen dabei ihre Gesundheit zerstören.

3. Es ist auch ungerecht unserem Körper gegenüber, ihn mit aggressiven Chemikalien vollzustopfen und ihn dann zu beschuldigen, dass er nicht so schön aussieht, wie wir es gern hätten. Dass er alt, dick, faltig, müde, krank usw. geworden ist. Er tut, was er kann.

4. Ich wünsche mir, dass sich das weibliche Schönheitsideal ändert, dass unsere Naturhaare Mode werden, denn sie stehen uns am besten, dass Weiblichkeit, Selbstbewusstsein und Lebensfreude verbrannte poröse Haare und übertriebenes Make-up ersetzen. Ich wünsche mir, dass Frauen ihr Geld nicht in sinnlose, teure Markenprodukte investieren und damit große Giftkonzerne unterstützen, die Tierversuche durchführen und unseren Planeten vergiften.

5. Ich wünsche mir für dich, dass auch du in Harmonie mit deinem Körper, seinen Funktionen und der Natur lebst – soweit es dir möglich ist, es müssen nicht gleich 100%.

6. Ich sende meine Liebe, positive Energie und Dankbarkeit an diese wunderschöne Welt.

Dieses Buch soll als Anstoß zum Übergang zur total minimalistischen Pflege dienen (wenn solche überhaupt angestrebt wird) und Ideen für die angenehme sanfte Transformation bereitstellen. So wird es für dich einfacher sein, vom chemischen Shampoo, Zahnpasta, parfümierten Seifen, Duschgels und Co. wegzukommen. Das Buch ist eine Brücke, die dich sicher und abenteuerlich vom chemischen, trüben Ufer zum gedeihenden, grünen, prachtvollen Ufer bringt. Du kannst aber auch radikal vorgehen, wenn es dein Wunsch ist. Du kannst sofort auf alles Giftige verzichten und dich nur noch mit Wasser waschen. Doch in einer Stadt und mit einem 9-to-5-Job, umgeben von vielen Menschen, besteht das Risiko, dass es dir zu viel wird und du es einfach aufgibst und wieder zur Chemie zurückkehrst.

Mein Buch möchte dir die Augen dafür öffnen, was bei der konventionellen Pflege vorgeht. Falls du bis jetzt die ganze Chemie wie selbstverständlich angewendet hast, ohne großartig darüber nachzudenken, was dabei eigentlich passiert, dann wird es jetzt Zeit, die Augen öffnen.

WAS ERWARTET DICH IN DIESEM BUCH?

Wenn du natürliche, minimalistische, selbstgemachte, vegane Pflege ohne chemische Zusätze suchst, dann bist du hier genau richtig. In diesem Buch findest du viele von mir erprobte Tipps und Rezepte zur sanften Pflege, ohne Natur und Körper zu belasten, ohne Tierversuche, aber schonend zur Umwelt.
In Teil I des Buches gehe ich auf den Zusammenhang deiner äußeren Schönheit mit deiner Ernährungsweise ein und erkläre, wie wichtig rohe, natürliche Nahrung und die richtige Kombination der Lebensmittel ist.

In Teil III, der den Hauptteil des Buches ausmacht, erfährst du, warum die chemischen Zutaten der industriellen Produkte schädlich sind, und in den Kapiteln zu den jeweiligen Körperpartien findest du Tipps und einfache Rezepte für die Reinigung und Pflege von Haaren, Haut, Nägeln, Zähnen usw. Die Rezepte sind einfach gehalten und ohne überteuerte Zutaten und dabei sehr wirkungsvoll.
Meine besten selbsterprobten Rezepte, inklusive der altrussischen Schönheitstipps und -tricks aus meiner Heimat Sibirien, sind vegan und zum größten Teil roh.
Sie gelingen und wirken garantiert, vor allem dank den leicht erhältlichen Zutaten und der Einfachheit.

Du erfährst auch, warum es essentiell ist, diese Produkte zu benutzen und wie du eine Beauty-Routine schaffst, die du problemlos in deine Morgenroutine einbauen kannst.
Meine Ernährungs- und Detoxtipps in Teil III bringen deine Gesundheit, Energie, Körperform und auch dein Bewusstsein auf einen neuen Level. Außerdem habe ich in Teil IV über die mentale Einstellung und über Meditation geschrieben, die für deine Schönheit nicht zuletzt eine wichtige Rolle spielen.
Als kleinen Bonus erhältst du in Teil V die Top-Anwendungen meiner beiden liebsten natürlichen Schönheitsmittel: Kokosöl und Zitrone.
Ich hoffe, dass dir mein Buch hilfreich sein wird und dir die ersten Ideen und Anregungen zu deiner chemiefreien Schönheit gibt.

EXKLUSIV FINDEST DU IN DIESEM BUCH

- meine Geschichte
- selbst getestete Pflegerezepte
- russische traditionelle, natürliche Schönheitstricks
- sehr einfache Rezepte
- vegane Zutaten
- überwiegend rohe Rezepte
- günstige Rohstoffe
- wirkungsvolle Kosmetik
- holistische Betrachtungsweise: Vorschläge zur Ernährung und mentale Tipps

FÜR WEN IST DAS BUCH GESCHRIEBEN?

1. Allen Frauen und auch Männern, die ihre Gesundheit und somit ihr Aussehen auf natürliche, chemiefreie Weise verbessern wollen. Wie wir oben schon gesehen haben, ist natürliche Schönheit der zeitlose und unverfälschbare Ausdruck von Attraktivität.

2. Für die, die nach wahrer Schönheit suchen und sich nicht mehr künstlich und chemisch verschönern wollen, weil man für den künstlichen Schein zweimal zahlt, zuerst den Preis des Produkts und anschließend für die Probleme, die es auf lange Sicht verursacht.

3. Für die, die etwas Neues ausprobieren wollen. Wenn du mit der jetzigen Situation unzufrieden bist, schlechte Haut, Cellulite oder schwache Haare hast, hast du absolut nichts zu verlieren. Natürliche Pflege ist günstig und nachhaltig. Wenn sie dir nicht passt, kannst du immer noch zu deiner alten Lebensweise zurückkehren.

4. Für alle, die ihre wahre Schönheit entdecken wollen und sich lieben lernen möchten so, wie sie sind. Die ganze Umstellung fängt zwar im Bad und in der Küche an, wird aber dein Bewusstsein und deine Einstellung zu dir selbst verändern.

5. Für alle Neugierigen und Mutigen, die das Gefühl haben, dass mit den konventionellen Produkten etwas nicht stimmt.

In Sibirien geboren

Ich bin in einer kleinen Stadt in Sibirien geboren und aufgewachsen und war schon als Kind sehr mit der Natur verbunden und von ihr fasziniert. Meine Oma hat jeden Sommer Kräuter in den Steppen und Wäldern gesammelt, getrocknet und für Aufgüsse, Bäder, Tees sowie als Heilmittel verwendet. Sie hat mir beigebracht, welche besonderen Eigenschaften die jeweiligen Pflanzen besitzen. Vielleicht dank ihrem Beispiel probierte ich schon als Teenager ständig allerlei Rezepturen aus der altrussischen Volksmedizin aus und hatte ein gutes Gefühl dabei.

Dazu interessierte ich mich schon in sehr frühem Alter für Gesundheit, Ernährung und äußere Perfektion und war sehr sportbegeistert. In der Schulzeit besuchte ich eine Leistungssportschule im Fach Leichtathletik und Sprint und erzielte gute Ergebnisse.

Ein Jahr im Krankenhaus

Mit 18 war ich auf einmal von der Idee besessen, dass ich zu dick sei, und ich trat in eine Phase ein, die von Fasten und Anorexie geprägt war. Ich aß drei Monate so gut wie nichts, am Ende wog ich nur noch 39 Kilogramm bei 168 cm Körpergröße (vorher waren es 56 Kilogramm). Es folgte, was folgen musste, und ich musste ein Jahr im Krankenhaus verbringen, bevor ich mich regeneriert hatte und zu essen anfing. Seit dieser Zeit im Krankenhaus habe ich angefangen, mich mit spirituellen Themen zu beschäftigen. Mein erstes spirituelles Buch war „Gesundheit für Körper und Seele" von Louise Hay.

Als Au-Pair-Mädchen nach Deutschland

Mit 19 ging ich im Rahmen meines Pädagogik-Deutsch-Studiums als Au-pair-Mädchen nach Deutschland. Eigentlich wollte ich nur die deutsche Sprache erlernen und für ein Jahr bleiben, doch jetzt bin ich schon 15 Jahre hier. Nach dem Au-pair-Jahr begann ich ein Studium der Wirtschaftswissenschaften an der Universität Hamburg. Gleichzeitig konnte ich endlich meinen Traum verwirklichen: Ich wurde Mitglied in einer Tanzschule und besuchte alle Tanzkurse, die es gab. Ich liebte es! Nachdem ich eine Prüfung an der Uni nicht rechtzeitig bestanden hatte, war es aus mit dem Bafög. Um mein Studium weiterhin zu finanzieren, kam ich per Zufall auf einen Job als Gogo-Tänzerin und bin schnell in die Show-Szene hineingerutscht.
Es begann eine Zeit der Nachtarbeit mit viel Alkohol, Zigaretten, extremem Make-up und vielen Partys. Ich habe überall auf der Welt getanzt: zuerst in allen Teilen Deutschlands, dann London, Miami, New York, Ibiza, Nizza, Dänemark, Portugal. Irgendwann kamen auch Modeljobs, TV-Auftritte und Theater-Verträge. Es war ein verrücktes und niemals langweiliges Leben, wo es um auffälliges Aussehen, sich präsentieren, Party, beeindruckende Bewegungen und faszinierende Shows ging. Das verrückte Nachtleben, die Bühne, das Tanzen, das Rampenlicht, das fühlte sich

alles so toll an! Doch es gab auch eine andere Seite der Medaille: den Druck, die Oberflächlichkeit und die gesundheitliche Belastung dieser Lebensweise.
Ich musste immer in guter Form, sexy und schön sein, gleichzeitig war ich mehrere Tage die Woche komplett betrunken, schlief nächtelang nicht und rauchte viel. Dabei musste ich irgendwie gut aussehen und es musste schnell gehen! Keine Zeit für Nachhaltigkeit, natürliche, Geduld fordernde Anwendungen und Rezepte. Also ging ich zwei- bis dreimal die Woche in ein starkes Solarium, nahm Fatburner, benutzte teure Cremes und blondierte meine Haare bis zum Gehtnichtmehr. Dann kamen die ultralangen Gelnägel, dann 60 cm Haarextensions, dann Botox, Hyaluron (schon mit 27!) und als letztes die Brustvergrößerung.

Ich sah aus wie eine Barbiepuppe. Doch irgendetwas stimmte nicht. Meine Beziehungen waren ein Desaster, ich war die meiste Zeit unglücklich und extrem unsicher. Ich fand mich selten attraktiv und konnte mich niemals ohne die ganzen aufgeklebten, aufgeschmierten und aufgespritzten Zusätze als schön bezeichnen. Ich kam mit einem Mann zusammen, der Weltmeister im Fitness war, und fing an mit ihm zusammen zu trainieren. Ich trainierte sehr fleißig, vier- bis fünfmal die Woche, und erzielte hervorragende Ergebnisse: Ich sah schlank und wohldefiniert aus. Ich versetzte Menschen mit meinem Body in Staunen und war als Fitnessmodel sehr gefragt. Was war meine Nahrung? Protein, Protein, Protein: Fisch, Fleisch, Eier, Milch, Käse und natürlich kiloweise Proteinpulver! Aber in jungen Jahren steckt der Körper alles ein. Es wurde immer mehr und mehr Chemie und irgendwann war es so viel, dass mein Körper immer aufgequollener wurde. Auf einmal hatte ich auch sämtliche Allergien, Ekzeme, riesige Tränensäcke, litt an Müdigkeit und nahm viel zu. Mein armer Körper war von allen Seiten überlastet: von innen mit Chemie und von außen auch. Ich war so übermüdet und ausgezehrt und wusste nicht, woran es lag. Ich hatte keine Lust auf gar nichts und bekam eine Depression, die über zwei Jahre anhielt. Ich wusste, dass ich etwas ändern musste, dass etwas mit dieser Lebensweise nicht stimmte!

Markus Rothkranz

Im Oktober 2010 nahm mich mein bester Freund zu einem Live-Seminar von Markus Rothkranz in Hamburg mit. Markus erzählte sehr überzeugend über Rohkost und wilde Kräuter, Entgiftung und Schönheit von innen. Ich hatte sofort das Gefühl, dass es das Richtige war, denn seine Erzählung erinnerte mich an meine Heimat und meine Oma und das Gefühl, das ich damals hatte. Von da an begann meine Transformation zurück zur Natur. Es war jedoch nicht plötzlich, sondern ein jahrelanger Prozess, der Schritt für Schritt voranging. Zuerst ließ ich Fleisch weg, dann Brot und Milchprodukte, gefolgt von Eiern und Fisch. Alkohol brachte keinen

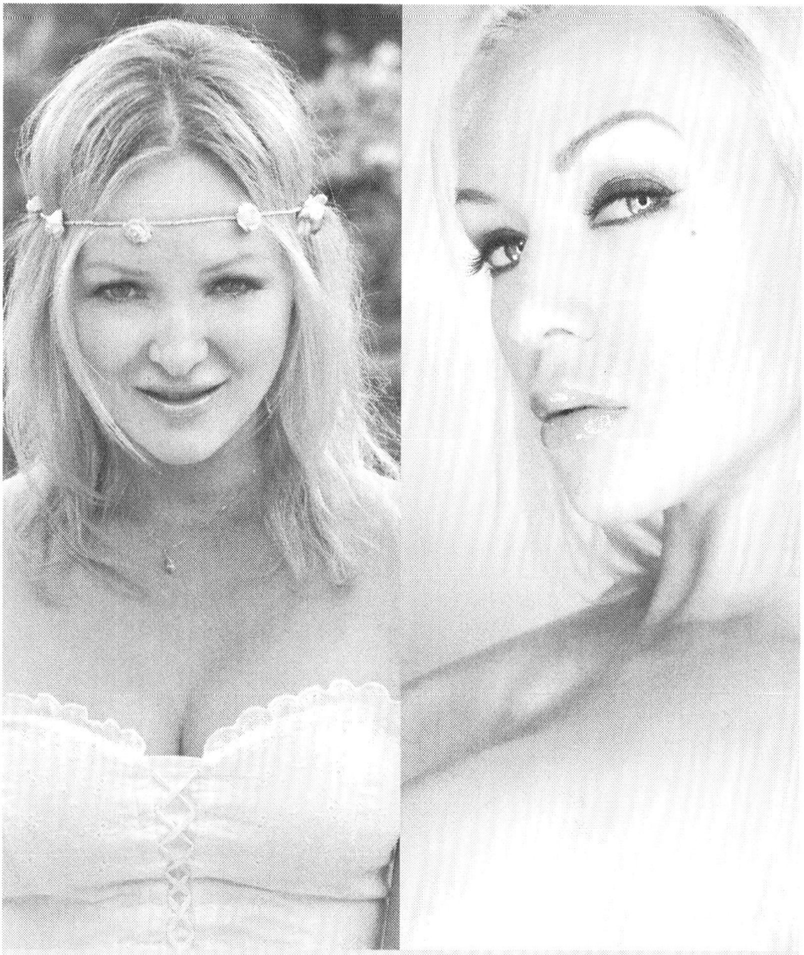

„Ich sah aus wie eine Barbiepuppe. Doch irgendetwas stimmte nicht. Meine Beziehungen waren ein Desaster, ich war die meiste Zeit unglücklich und extrem unsicher."

Spaß mehr und mit der Zeit breitete sich der bewusste Umgang auch auf andere Bereiche meines Lebens aus.

Umstellung auf roh-vegan
Der richtige Auslöser für die Natürlich-Schön-Reise war meine komplette Umstellung auf vegane rohe und lebendige Nahrung Anfang des Jahres 2013. Je natürlicher und reiner ich mich ernährte, desto klarer wurde mein Bewusstsein. Ich fing an Dinge zu verstehen, die ich früher nicht verstand. Ich benutzte beispielsweise Shampoos und andere schädliche, chemische Pflegeprodukte, ohne mir Gedanken darüber zu machen, wie sich die ganzen Zutaten auf mich und die Umwelt auswirken würden.

Ich gab die chemische Pflege nicht plötzlich auf, sondern nach und nach. Zuerst verschwanden die Gelnägel – die störten mich am meisten. Damals machte ich noch intensiv Akrobatik an der Stange und es drückte und brannte sehr unter den Gelnägeln, da sich die eigenen Nägel nicht dehnen konnten. Ich pulte die Plastikteile einfach ab, als ich meine Familie in Sibirien für einen Monat besuchte, und atmete erleichtert auf. Am Anfang war es sehr schmerzhaft, da die eigenen Nägel sehr dünn und beschädigt waren. Jedes Händewaschen tat weh und ich konnte nichts richtig anpacken. Erst nach ein paar Monaten Öl-, Salz- und Zitronenpflege erholten sie sich endlich und wurden gesund. Ich fand meine eigenen Nägel auf einmal so sexy, zart und weiblich! Es sah so viel besser aus, als da kein dickes Stück Plastik am Finger klebte. Außerdem konnte ich an den Fingernägeln sofort erkennen, wenn in meinem Körper etwas nicht stimmte. Falls mir etwas fehlte oder ich zu viel Stress hatte, waren sie brüchig und trocken. So bekam ich eine bessere Verbindung zu meinem Körper.

Die Haare waren der schwierigste Part, vor allem der psychische Aspekt machte mir zu schaffen. Daher dauerte die Befreiung mehrere Jahre. Ich hatte, seit ich 15 war, angefangen sie zu blondieren und zwar auf den hellsten Ton, den es gab. Mit 25 kam eine 60 cm lange Haarverlängerung dazu, so dass ich von der Schwere der Fremdhaare Kopfschmerzen bekam und nicht schlafen konnte. Aber mir war es egal, Hauptsache ich hatte endlich einen langen blonden Zopf! Meine Haare aber bekamen zu der extremen Blondierung noch eine zusätzliche Belastung. Fast tägliches Waschen, Föhnen, Glätten und Stylen mit den teuersten und neuesten (chemischen!) Markenprodukten. Nach vielen Jahren dieser Behandlung – ich sollte besser sagen Misshandlung – ist von meinen Haaren nicht viel übriggeblieben: Sie waren verbrannt, abgebrochen, kurz und dünn. Ich wusste, dass ich schonender vorgehen musste, konnte mir im schlimmsten Traum jedoch weder meine eigene Haarfarbe noch mich ohne Extensions vorstellen. Ich fand meine natürliche Haarfarbe so nichtssagend, langweilig und unsexy. Damit würde mich niemand mehr beachten. Und wie soll ich dann als graues Mäuschen damit auf der Bühne stehen?

Ich habe angefangen, statt der Komplettblondierung blonde Strähnchen machen zu lassen, um mich psychisch mit meiner Haarfarbe anzufreunden und ab und zu verschiedene chemiefreie Shampooalternativen auszuprobieren: Natron, Kräuteraufgüsse, Lavaerde usw.

Der Domino-Effekt geht weiter

Ein Jahr später ging ich für vier Monate nach Asien. Da musste ich nicht tanzen, nicht stylen und wusch die Haare ganz selten mit Lavaerde und ölte die Spitzen mit Kokosöl ein. Als ich zurückkam, sagte meine Friseurin, dass wir erstmal keine Spitzen zu schneiden brauchen, da sie noch ganz gesund waren. Das war eine totale Überraschung, mir ist so etwas früher nie passiert! In Asien gewöhnte ich mich auch langsam an meine Haarfarbe, so dass ich beschloss, sie nicht mehr chemisch färben zu lassen. Im Moment bin ich mit meinen Haaren sehr zufrieden: Sie sind gesund, geschmeidig und doppelt so dick wie in den letzten 20 Jahre. Ich finde sogar, dass mir meine natürliche Haarfarbe sehr steht. Sie bringt meine Augen zur Geltung und harmonisiert mit meiner Haut. Wenn ich die Bilder von früher sehe, kommt mir die verbrannte Blondierung zu übertrieben und penetrant vor, irgendwie verwirrend. Der Dominoeffekt ging weiter. Ich hatte ein komisches Gefühl beim Deo, dann bei der Zahnpasta. Parfums kamen mir plötzlich aufdringlich aggressiv und alles andere als angenehm duftend vor. Die Intuition wehrte sich gegen Cremes und Bodylotions. Auf einmal hatte ich auch keine Lust mehr, mir Botox und Hyaluron unter die Haut spritzen zu lassen. Ich wollte nicht mein ganzes Leben an der Nadel des plastischen Chirurgen hängen und hatte ein starkes Vertrauen in die lebendige Nahrung und die Regenerationsfähigkeiten meines Körpers bekommen. Auch aus Neugier wollte ich sehen, was passiert, wenn ich nur auf lebendige rohvegane Nahrung setze. Ich wusste, dass es möglich ist, jung und schön ohne dieses ganze Zeugs zu sein, und sogar noch schöner ohne als mit. Und ich hatte Recht.

Ich erhielt andere Komplimente als damals, als ich so viel Künstliches an mir trug. Es waren nicht weniger und vielleicht sogar mehr als in den Barbiezeiten. Ich war ehrlich gesagt sehr überrascht, da ich mich zwar schön fand, aber nicht so auffällig war, wie es in dieser Scheingesellschaft üblich ist und wie die anderen Kolleginnen war. Die Komplimente, die ich bekam, waren irgendwie besser und beeindruckender als damals, zum Beispiel: „Du hast etwas Magisches an dir", „du bist sexy, aber irgendwie anders" oder „du bist so strahlend, ich möchte am liebsten die ganze Zeit in deiner Nähe sein". Ich wurde jedes mal aufs Neue überrascht. Ich glaube, die Menschen spürten, dass ich glücklich mit mir selbst war, und das zog sie unbewusst an. Die Natur siegt immer!

Endlich frei vom Schönheitswahn

Jetzt bin ich zum größten Teil vom unnatürlichen Schönheitswahn befreit. Noch geblieben sind Brustimplantate und die Notwendigkeit, mich für die Bühne und andere Auftritte zu schminken. Zum Schminken verwende ich nur noch Naturkosmetik und so wenig wie möglich und die Brustimplantate plane ich zu entfernen, wenn es soweit ist. Ich brauchte viele Jahre, um mich von chemischen Resten und den Schäden zu erholen und mich so lieben zu lernen, wie mich die Natur geschaffen hat – ohne dicke superlange extrablonde Extensions, glatte Botox-Haut, megalange Plastiknägel und sensationelle aufgeklebte Wimpern, stets geschminktem Gesicht und chemischen vielversprechenden Shampoos, Kuren und Cremes.
Mein Körper brauchte ebenfalls einige Jahre, um den von Fatburnern zerstörten Stoffwechsel wieder herzustellen und wieder schlank, leicht und energiegeladen durchs Leben zu schreiten.

Während dieser für die Psyche ziemlich harten Umstellung habe ich viel Zeit, Geld und Engagement investiert, alles Mögliche an mir selbst ausprobiert, um herauszufinden, was wirklich funktioniert, um chemiefrei und natürlich schön zu sein. Nach all diesen großartigen Erfahrungen und gesammeltem Wissen, bin ich bereit alles zu teilen.

Glaube mir, kosmetische Operationen, übermäßige Schminke, Mode und Stoffwechsel zerstörende Diäten werden dich auf Dauer nicht glücklich und sicherlich auch nicht schön machen. Es ist nur der Schein, der dich auf lange Sicht nur noch unsicherer macht und sich negativ auf die psychische und physische Gesundheit auswirkt. Wenn du mit deinem Aussehen nicht glücklich bist, hilft es dir nicht, dir Spritzen ins Gesicht geben zu lassen oder chemisches Zeug auf deine Haut zu schmieren. Du wirst nur abhängig davon und musst es dann bis zum Ende deines Lebens tun. Als ich aufhörte mir alle drei Monate Botox und Hyaluron unter die Haut injizieren zu lassen, dauerte es noch zwei Jahre, bis sich meine Haut von den Giften erholt hatte. Zuerst fing alles an zu hängen und ich sah viel älter aus. Es hat Zeit und Geduld gebraucht, um wieder straff und natürlich auszusehen.
Vielleicht muss es so sein, dass ein Mensch sich erst verlieren muss, um sich wieder zu finden. So ist es mir ergangen und vielleicht geht es auch dir so. Sei dir gewiss, dass du und viele andere ebenfalls Fehler begingen und sich und ihrer Gesundheit geschadet haben, aber jetzt auf der Suche sind, wie sie das Geschädigte wieder heilen

können. Und doch müssen wir unseren Fehlern dankbar sein – sie machten uns weiser und brachten uns dahin, wo wir heute sind.

Nach diesem langen Weg bin ich total begeistert, dir mein erstes Buch zu präsentieren, das deine Sicht auf Schönheit und Pflege zu Gunsten der Gesundheit beeinflussen wird und das Potential hat, deine Haut, Zähne, Haare und den Körper auf natürliche Weise zu verschönern, wie du dir es nicht vorstellen kannst!
Sei auf die wundersamen Veränderungen gespannt, erwarte jedoch keine schnellen Ergebnisse. Ich möchte dir hier nicht meine Rezepte und Routine aufzwingen, da jeder Mensch anders und einzigartig ist. Finde deinen persönlichen, besten Weg.

Meine Anregungen sollen dabei als Ideen und Inspirationen dienen. Es stecken so viele Jahre von Unwissenheit, Druck von verwirrten Männern, Glaube an künstliche Ideale, Schmerzen gefolgt von Nüchternheit, Erleichterung, Vertrauen, Weiblichkeit und Stärke in diesem Buch. Für mich als Frau ist dieses Buch ein absolutes Herzensprojekt, eine Offenbarung und die Erfüllung, die mich glücklich macht.

Ich danke allen lieben Menschen, die mich unterstützt haben, und allen Lesern meines Blogs **www.rawexotic.com**, die mir durch ihre Fragen und Anregungen den Weg wiesen.

Victoria

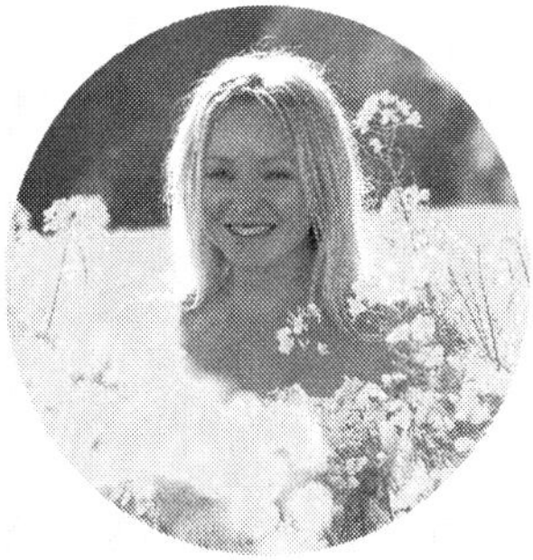

ERNÄHRUNG UND SCHÖNHEIT

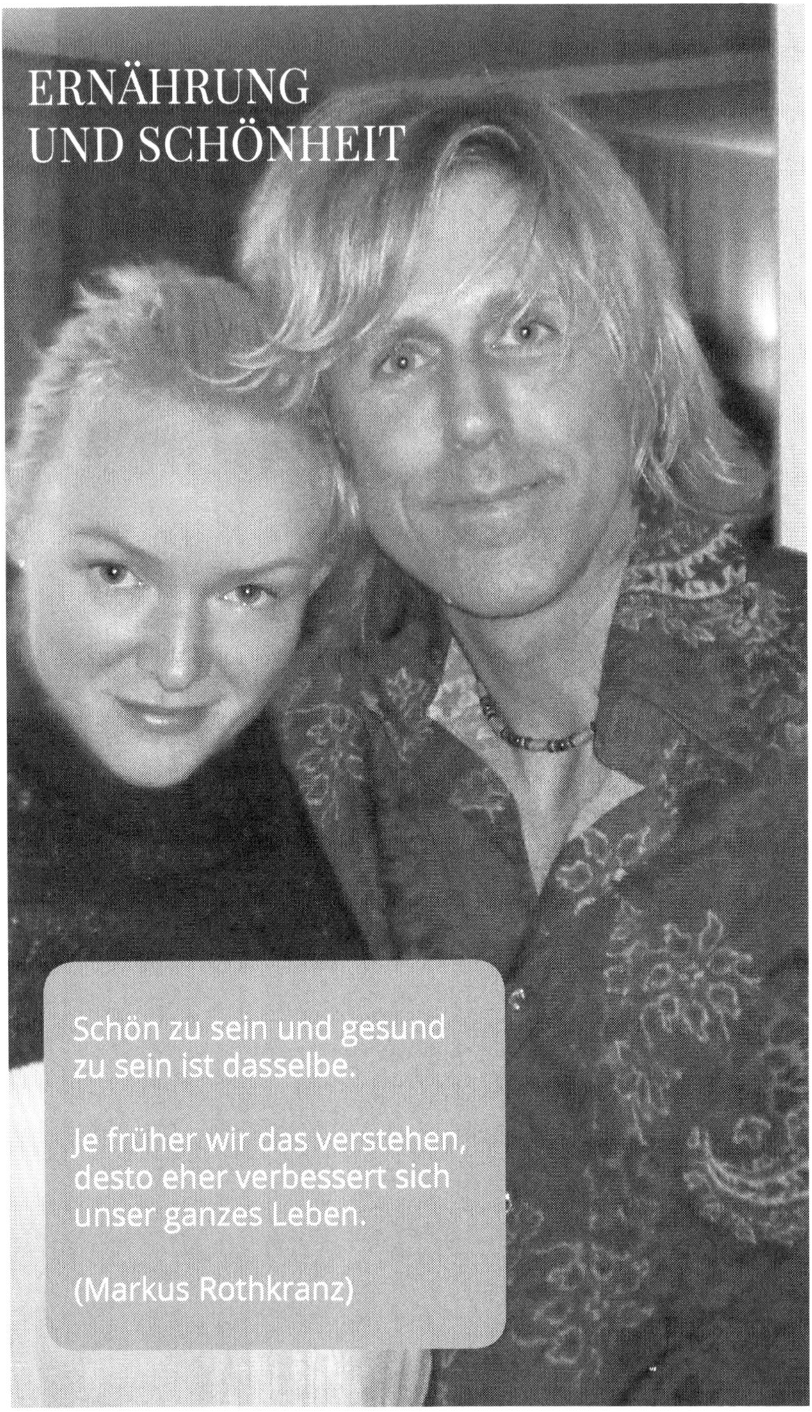

Schön zu sein und gesund zu sein ist dasselbe.

Je früher wir das verstehen, desto eher verbessert sich unser ganzes Leben.

(Markus Rothkranz)

Zu allererst möchte ich sagen, dass Schönheit eine holistische Angelegenheit ist und dass wahre strahlende, geheimnisvolle Schönheit nicht auf die schnelle mit einer Pille, Botox-Spritzen, teuren Cremes oder Make-up gezaubert werden kann. Schönheit ist eine Lebensweise und sie fängt bei der Ernährung an. Deine Haut kann nicht vor Gesundheit strahlen, wenn dein Körper mit Giften vollgestopft ist. Ein sauberer Darm, eine gesunde Leber und kräftige Nieren bedeuten auch reine Haut, strahlende Augen und einen straffen Körper.

Welche Ernährung macht dich natürlich schön?
Du bist, was du isst, und so siehst du aus. Willst du frisch und lebendig aussehen, dann iss frische und lebendige Nahrung, die dich reinigt! Gibst du dem Körper gekochtes, totes, fettiges und industriell verarbeitetes Futter, fängt er an zu degenerieren, das heißt du bekommst Falten, die Haare werden grau, Cellulite und Übergewicht entstehen, Fingernägel brechen, Karies setzt sich durch usw.
Ich bin nicht die einzige vegane Rohköstlerin, die sich seit ihrer Umstellung Anfang 2013 über unglaubliche positive Veränderungen wie strahlenderen Augen, feineren Poren, strafferem Körper und glatten, reinen Haaren freut. Falls du dir darüber noch keine Gedanken gemacht hast, könnten dich folgende Argumente überzeugen.

WARUM ROHKOST?

Viele Leute fragen mich, warum ich Rohkost esse und ob es sich überhaupt lohne, sich so zu „quälen". Dabei ist mir aufgefallen, dass sich leider nur sehr wenige überhaupt Gedanken über die Lebendigkeit ihrer Nahrung machen und nichts hinterfragen. Sie essen einfach, was sie kennen und vorgesetzt bekommen.
Darum möchte ich dir meine Gründe für Rohkost vorstellen.

1. In der Natur kocht kein Wesen, außer der Mensch seine Nahrung.
Gekochte Nahrung ist nicht die hilfreiche Entdeckung des menschlichen Verstandes, sondern ein fataler Irrtum. Kochkost gibt dem Menschen nichts Nahrhaftes, man kann damit seine Existenz gerade so halten. Es wurde wiederholt von der Wissenschaft gezeigt, dass Kochen nicht nur Nährstoffe und Enzyme zerstört, sondern auch die chemische Beschaffenheit der Lebensmittel verändert. Gesunde Stoffe, die unser Körper für seinen Erhalt und seine Funktionen benötigt, gehen beim Garen in säurebildende Toxine, freie Radikale und Gifte über, die unsere Gesundheit maßgeblich beeinträchtigen.

In gekochter und konservierter Nahrung werden praktisch alle gesunden, nützlichen Stoffe anorganisch. Organische Stoffe unterscheiden sich von anorganischen auf chemischer Ebene. Der Körper kann organische lebendige Mikro- und Makroelemente, wie sie in lebendigen (ungekochten!) Pflanzen enthalten sind, viel besser aufnehmen, als die anorganischen Gegenstücke. Was passiert mit den Stoffen aus gekochter Nahrung, die nicht aufgenommen werden? Der Körper muss sie irgendwie loswerden, aber oft ist die Belastung so groß, dass er es nicht schafft. Die Ausscheidungsorgane kommen nicht mehr hinterher und es bleibt nichts anderes übrig, als die Schlacken dort zu lagern, wo sie am wenigsten Schaden anrichten können: im Bindegewebe. Die Folgen sind schnelles Altern, Krankheiten, Allergien, Übergewicht etc. Dies erklärt, warum die meisten Menschen mit dem Alter immer mehr zu nehmen und jedes Jahr schwerer werden. Die Natur konnte ja nicht wissen, dass eins (das einzige!) ihrer Wesen auf die Idee kommen würde, lebendiges Essen in ein totes Konglomerat zu verwandeln.

Der Verzehr von auf über 42°C erhitzter Lebensmittel verursacht Veränderungen wie die Bildung von Toxinen, Kanzerogenen, Mutagenen und freien Radikalen. Diese Veränderungen stehen mit Erkrankungen wie Diabetes, Arthritis, Herzleiden und Krebs in Verbindung.

2. Gekochte Nahrung wurde für uns von der Natur nicht vorgesehen und unser Organismus nimmt sie als Fremdkörper wahr.
Daher kommt es beim Verzehr von Gekochtem zu einem rapiden Anstieg der weißen Blutkörperchen (Leukozyten), um sich von dem Fremdkörper zu befreien. Der Prozess der Vermehrung der weißen Blutkörperchen wird auch Verdauungsleukozytose genannt. Es handelt sich um eine entzündliche Reaktion, die zwar vorübergeht, aber durch die ständige Zufuhr von Kochkost einen ernstzunehmenden Vorgang darstellt. Er verhindert auf Dauer, dass sich die weißen Blutkörperchen ihrer eigentlichen Aufgabe widmen, nämlich dem Abbau abgestorbener Zellen, der Beseitigung von Krebszellen, der Regeneration und anderen lebenswichtigen Prozessen.

3. Dem Menschen ist die Grenze zwischen toter und lebendiger Nahrung nicht bewusst.
Lebendige Nahrung ist nicht toxisch. Ein grünes Blatt ist die ursprünglichste und perfekte Ausprägung höchster Lebensform. In einem grünen Blatt steckt ein Programm zu Entwicklung und Wachstum. In einem toten Blatt ist das Leben beendet. Wo das Leben endet, beginnt der Zerfall. Leben und Zerfall sind zwei entgegengesetzte Prozesse, die von einem schmalen, aber bestimmten Grat getrennt

sind. Wenn du vor einer Leiche stehst, siehst du klar die Grenze zwischen Leben und Tod. Das beeindruckt dich sogar. Aber wenn es ums Essen geht, verschwindet ganz plötzlich die Fähigkeit, diese Grenze zu spüren. Die Menschen haben sich dermaßen an die tote Nahrung gewöhnt, dass der Unterschied zwischen einem frischen und gekochten Apfel nicht mehr bewusst ist. Sie verstehen zwar, dass die Substanz und auch der Geschmack anders sind, aber die Wahrnehmung der konkreten Grenze, d. h. was das Lebendige vom Toten unterscheidet, fehlt.

4. Das Kochen zerstört Enzyme, die für Verdauung und Gesundheit benötigt werden.

Enzyme in der rohen Nahrung spielen in Bezug auf Verjüngung und Heilung eine entscheidende Rolle. Diese wichtigen Proteine, die aus Aminosäuren bestehen, werden ab einer Temperatur von 42 °C weitestgehend zerstört. Beim Kochvorgang gehen sie also komplett verloren. Da der Körper die Enzyme als eine Art Schlüssel benötigt, um die Nahrung verdauen zu können, muss er zur Verdauung von erhitzten Lebensmitteln auf körpereigene Enzyme zurückgreifen und betreibt damit Raubbau an sich selbst. Das führt zu Übersäuerung, Degenerationskrankheiten und vorzeitiger Alterung.

5. Rohkost macht basisch, Kochkost übersäuert.

Biologische, pestizidfreie Rohkost ist basebildend, Gekochtes und Verarbeitetes dagegen säurebildend. Alle medizinischen Untersuchungen bestätigen, dass die pHBilanz in unserem Blut eine der wichtigsten biochemischen Gleichgewichte im menschlichen Körper ist. Das Kürzel pH steht für das Lateinische potentia hydrogenii, was Konzentration der Wasserstoffionen bedeutet. Die pH-Skala des Säuregrades reicht von 0 bis 14, wobei 0 den stärksten Säurelevel und 14 die höchste basische Stufe bezeichnen. Bei 7,0 liegt der neutrale Punkt, den reines Quellwasser aufweist. Da der menschliche Körper zu 70 % aus Wasser besteht, laufen sämtliche Stoffwechselreaktionen in einer wässrigen Umgebung ab.

Jede Nahrung, die wir aufnehmen, beeinflusst unseren pH-Wert und somit unser pH-Gleichgewicht.

Wenn du säurebildende Nahrung wie z. B. Fleisch, Milch, Kaffee oder gekochte Nahrung zu dir nimmst, muss der Körper ständig dagegen ankämpfen, um seinen optimalen basischen pH-Wert von 7.356 beizubehalten. Indikatoren der Übersäuerung sind nicht nur Übergewicht und Untergewicht, sondern auch Übermüdung, Hautirritationen, Kopfschmerzen, Sodbrennen und Allergien.

Da der optimale pH-Wert unseres Körpers leicht basisch ist, sollte unsere Ernährung das ebenfalls widerspiegeln. Sie soll idealerweise nicht mehr als 25 % säurebildende Nahrungsmittel enthalten.

Indem du mehr rohe natürliche biologische Lebensmittel in deine Ernährung integrierst, und somit deinen Körper natürlich entsäuerst, entsteht ein ausgeglichener Säure-Basen-Haushalt. Dieser hilft deinem Körper, sich auf sein gesundes natürliches Gewicht einzupendeln, sein Energieniveau zu erhöhen, die Haut zu verbessern, Allergien zu verringern und Geistesklarheit zu stärken.

Somit kommen wir auf ein fundamentales Prinzip: Ein lebendiger Körper braucht lebendige Nahrung.

Du sollst jetzt jedoch nicht auf Krampf unbedingt 100 % rohvegan erreichen, um die Vorteile dieser Lebensweise zu spüren. Die Rohkosternährung basiert auf vollwertiger, ungekochter und unverarbeiteter Nahrung als ein Großteil deiner Ernährung. Jede Erhöhung des Anteils an lebendiger Nahrung auf deinem täglichen Speiseplan wird dir bemerkenswerte Ergebnisse liefern. Wenn du 75 – 100 % roh, bio und unverarbeitet isst, bist du ein Rohköstler. In diesem Sinne ist es gemeint, dass dein Körpers die meisten Toxine aus dem gekochten Anteil der Nahrung eliminieren kann. Je höher der Prozentsatz der basischen rohen Nahrung wird, desto intensiver spürst du die positive Wirkungen.

Du musst jedoch nicht sofort ein Rohkost-Apostel werden. Ein langsamer angenehmer Umstieg mit unterstützenden Detox-Maßnahmen ist der sicherste und angenehmste Weg zu gesunder Ernährung und natürlicher Schönheit. Eine große Veränderung beginnt, wenn du die ersten zwei Schritte machst:

Ersetze die schlimmsten Verursacher von Abfall im Körper wie tierische Produkte, Transfette (Margarine, Majonäse, raffinierte Öle, Schlagsahne usw.), Weißmehlprodukte, weißen Zucker und Fast Food durch reinigende basische, rohe Lebensmittel wie Nüsse, Rohkostbrot, rohe dunkle Schokolade, Bio-Früchte und Bio-Gemüse. Probiere leckere Rohkost-Rezepte aus – es gibt so viel Information und unendliche Auswahl an gesunden Leckereien und es macht so viel Spaß, die Gerichte zuzubereiten, die dem Körper guttun und schön machen!

Achte auf Lebensmittelkombinationen!
Da ich das für sehr wichtig halte und selbst am Anfang meiner Rohkost-Umstellung ganz viele Fehler beging, hier etwas ausführlicher dazu.

Die Hauptursache des Mülls im Körper und somit von ungesundem schlechten Aussehen ist das Vermischen von schlecht miteinander verdaulichen Lebensmitteln. Richtige Lebensmittelkombinationen werden radikal deine Gesundheit, deine Fitness und dein Aussehen verändern; und es ist der einzige Weg, dauerhaft Übergewicht loszuwerden.

DIE RICHTIGE KOMBINATION DER LEBENSMITTEL

Generell gilt:
Je weniger Nahrungsmittel miteinander gemischt werden, desto besser.

„Ich esse doch schon Rohkost und bio und vegan! Es ist schon ausgefallen und hochwertig. Was willst du noch von mir?"
Ich muss dich an dieser Stelle enttäuschen: Allein gute Lebensmittel reichen nicht aus. Die Nahrung kann nur dann richtig und effizient verdaut werden, wenn du sie in der richtigen Reihenfolge isst. Diese hängt mit der Verdauungsdauer der einzelnen Lebensmittel zusammen, wobei diejenigen Lebensmittel zuerst gegessen werden sollen, die am schnellsten verdaut werden, während schwer verdauliche Lebensmittel ganz zum Schluss kommen. Auch werden deine ganzen Anstrengungen mit Bio und Rohkost für die Katz sein, wenn du die teuren, hochqualitativen Lebensmittel falsch kombinierst.

Die Grundlagen der Lebensmittelkombination basieren auf den Erkenntnissen der Ernährungsphysiologie und der Biochemie mit der besonderen Berücksichtigung der begrenzten Kapazitäten unserer Verdauungssäfte und Enzyme.

Jede Lebensmittelgruppe (Früchte, Gemüse, Nüsse, Samen etc.) erfordert ganz bestimmte Verdauungsenzyme. Nur wenn die einzelnen Lebensmittel unvermischt und in der richtigen Reihenfolge gegessen werden, können die jeweils richtigen Enzyme produziert werden und nur dann können diese optimal arbeiten und zu einer gesunden Verdauung führen.

Eine wichtige Rolle bei der gesunden Ernährung spielt ebenfalls die Reihenfolge der aufgenommenen Lebensmittel.

Die richtige Kombination der Lebensmittel
roh-vegane Kombinationsempfehlungen

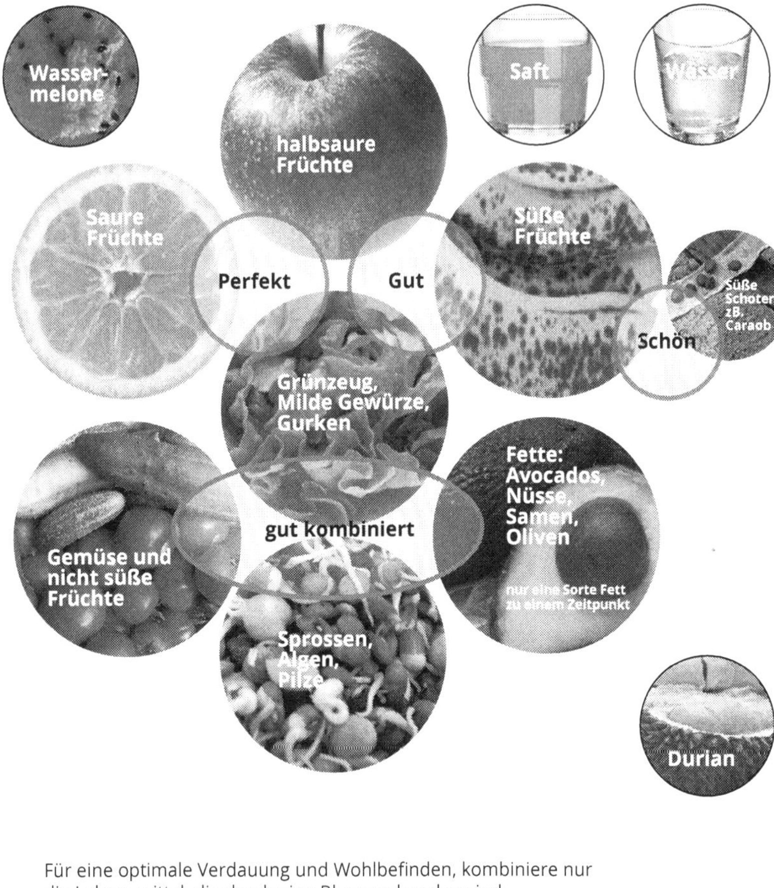

Für eine optimale Verdauung und Wohlbefinden, kombiniere nur die Lebensmittel, die durch eine Blase verbunden sind.

Die Hauptregel der richtigen Ess-Reihenfolge lautet: Je höher der Wassergehalt eines Lebensmittels, umso weiter rückt es im Programm nach vorne.

Je niedriger der Wassergehalt, desto später in der Reihenfolge sollte es gegessen werden. Wasserhaltige Lebensmittel werden schnell verdaut und machen dann den Speisen mit dem geringeren Wassergehalt Platz.
Um einen visuellen Anhaltspunkt zu haben, sind verschiedene Listen und Tabellen von unterschiedlichen Autoren und Gurus der Rohkost zusammengestellt worden. In diesen Listen ist vieles ähnlich dargestellt, manches unterscheidet sich aber.
Die acht Regeln der richtigen Lebensmittelkombination lauten:

1. Wasser und frische Säfte mindestens 20 Minuten vor der Mahlzeit bzw. 1,5 – 2 Stunden danach
Beim Trinken während der Mahlzeit solltest du beachten, dass die Flüssigkeit die Magensäfte wegspült, so dass der Magen nicht effizient verdauen kann, was zu Verdauungsstörungen führt. Trinke deswegen Wasser und Säfte 20 – 30 Minuten vor dem Essen bzw. erst 1,5 – 2 Stunden danach.

2. Wassermelone immer separat von anderem Essen
Die Wassermelone hat den höchsten Wassergehalt und muss den Verdauungsweg unverzüglich passieren. Die anderen Lebensmittel werden sie länger als nötig aufhalten und den Verdauungsprozess durcheinanderbringen.
Deswegen am besten Wassermelone zum Frühstück und auf nüchternen Magen verzehren. Wassermelone zum Nachtisch? Niemals!
Wenn du ein Stück Wassermelone zum Nachtisch isst, wird es extreme Probleme bei der Verdauung geben – nicht nur bei der Verdauung der Wassermelone, sondern auch bei der Verdauung deines Hauptgerichts. Die Wassermelone wäre normalerweise, wenn sie auf leeren Magen gegessen worden wäre, spätestens nach einer halben Stunde verdaut. Da sie aber nach einer länger verdaulichen Mahlzeit kommt, liegt sie nun obenauf und muss warten, bis diese verdaut ist.

Aber die Wassermelone wartet nicht brav, bis sie endlich an der Reihe ist. Sie beginnt zu gären – wie das alle Früchte tun, wenn sie in der falschen Reihenfolge gegessen werden. Als Ergebnis entstehen Gase und Alkohol. Ab jetzt lautet das neue Mantra für Wassermelone, Honigmelone und alle anderen Melonensorten:
Iss sie allein oder lass sie sein!

3. Immer Fett und süsse Früchte trennen

Es gibt viele Menschen einschließlich Rohkostköche, die diese Regel ignorieren. Sie meinen, dass sie keine schlechten Reaktionen auf diese Kombination beobachtet haben. Du kannst vielleicht keine sofortige Reaktion spüren, besonders wenn deine Essgewohnheiten bis jetzt nicht optimal waren. Aber du kannst dir sicher sein, dass die fettig-süße Kombination deinen Körper jedes Mal negativ beeinflusst, auch wenn du es erstmal nicht spürst.

Warum ist eine fettig-süsse Kombination nicht gut für dich?

Erstens wird süßes Obst viel schneller verdaut als Fett. Wenn du sie zusammen kombinierst, entsteht ein Stau in deinem Bauch. Dadurch kommt es zur Fermentation und es werden Gase und Alkohol produziert. Ein toxisches Milieu entsteht, was ideal für schädliche Bakterien und schlecht für gute Bakterien ist. Ein anderer Grund diese Kombination zu vermeiden ist, dass Fett den Zucker in der Blutbahn gefangen hält. Der Verzehr von Zucker setzt Insulin frei, aber statt Zucker aus dem Blut in die Muskeln, Gehirn etc. zu transportieren, schnappt Insulin das Fett und transportiert es in die Fettreserven.

4. Ungünstige Kombination: Zucker und Eiweiß

Zuckerhaltige Lebensmittel, Obst zum Beispiel, benötigen zu ihrer Verdauung Enzyme und eine basische Umgebung. Eiweißhaltige Lebensmittel brauchen zur Verdauung aufspaltende Enzyme in saurer Umgebung. Diese beiden Anforderungen widersprechen sich. Die Kombination Zucker und Eiweiß ist folglich fast unverdaulich.

Beispiele für schlechte Kombinationen:
Obst und Nüsse
Obst und Kokosfleisch
Obst/Trockenfrüchte und Ölsaaten

5. Halte süße Früchte fern von sauren

wie Zitronen, Kiwis und sauren Beeren. Diese Kombination stört die Verdauung aufgrund der verschiedenen benötigten Verdauungssäfte.

Süße Früchte passen generell gut mit halbsüßen Früchten wie süße Äpfel, aber du musst auf Deinen Körper hören und möglicherweise Apfel-Bananen- und Apfel-Datteln-Kombinationen meiden, wenn Du ein Unwohlsein nach dem Essen verspürst. **Saures Obst passt normalerweise gut mit halbsüßem Obst zusammen.**

6. Kreuzblütler und stärkehaltiges langsam verdauliches Gemüse von Obst trennen
Der Grund ist der gleiche wie der mit Obst und Fett – langsam verdauliches Gemüse hält Obst im Stau und verursacht Fermentation und Verdauungsstörungen.
Eine Ausnahme sind Tropfen von Orangen- oder Grapefruitsaft auf dem Salat.
Dies scheint für manche Menschen in Ordnung zu sein, aber es ist deine Verantwortung herauszufinden, ob du einer von ihnen bist.

7. Esse nur eine Art von Fett auf einmal
Fettige Lebensmittel wie Avocado, Oliven und besonders Nüsse und Samen sind schwer verdaulich. Wenn du deinem Körper 2 Typen von Fett gibst, ist das noch schwerer für ihn und es führt fast unweigerlich zur Senkung des Energielevels und Schwächung des Immunsystems. Du kannst auch Verdauungsstörungen und Gase von zu viel Fett bekommen.
Fette sind dagegen gut mit grünem Blattgemüse und nicht-stärkehaltigem Gemüse kombinierbar und können helfen, die fettlöslichen Vitamine zu absorbieren.

8. Grünes Blattgemüse und Kräuter passen generell zu allen Lebensmitteln
Ich habe diese Regeln nicht erfunden, sie wurden durch viele Generationen von Gesundheits-Enthusiasten und Natur- und Heilpraktiker erarbeitet. Aber sie sind auch nicht auf Stein gemeißelt, es ist nur eine Anleitung für dich, um deinen einzigartigen Weg zu finden, deinen Körper so zu ernähren, dass du dich so weit wie möglich heilen und wohl fühlen kannst.

Wenn du dir nur eine Regel merken willst, dann lass es diese sein:

Wenn du dich nach einer bestimmten Zusammensetzung nicht gut fühlst oder unangenehme Symptome am nächsten Tag verspürst, dann wiederhole diese Art der Kombination nicht.

Ist eigentlich klar, oder?

LEBENSMITTEL NACH KATEGORIE

Die Liste umfasst nur einige Lebensmittel,
damit Du eine Vorstellung bekommst.

Süße Früchte:
Bananen, Feigen, Datteln, Papaya, Kaki, Trockenobst

Halbsüsse Früchte:
Äpfel, Birnen, Pflaumen (Zwetschgen),
Mango, Nektarinen, Pfirsiche, Beeren

Sauere Früchte:
Orangen, Clementinen, Grapefruits, Zitronen,
Limetten, Ananas, Kiwi, Tomaten

Gemüse ohne Stärke:
Auberginen, Broccoli, Fenchel, grüne Bohnen,
Kreuzblütler (Gemüsekohl - Weißkohl, Rotkohl,
Brokkoli, Blumenkohl, Rosenkohl, Kohlrabi - Rüben,
Rettich und Radieschen), Paprika, Pastinaken, Zucchini

Gemüse mit wenig Stärke:
Artischoken, Junge Erbsen, Karotten, Keimlinge,
Mangold, Pilze, Rote Bete

Neutral:
Sellerie, Spinat, grünes Blattgemüse, Wildkräuter

Fette:
alle Nüsse inclusive Kokosnuss, alle Samen,
Avocado, Oliven, Öle.

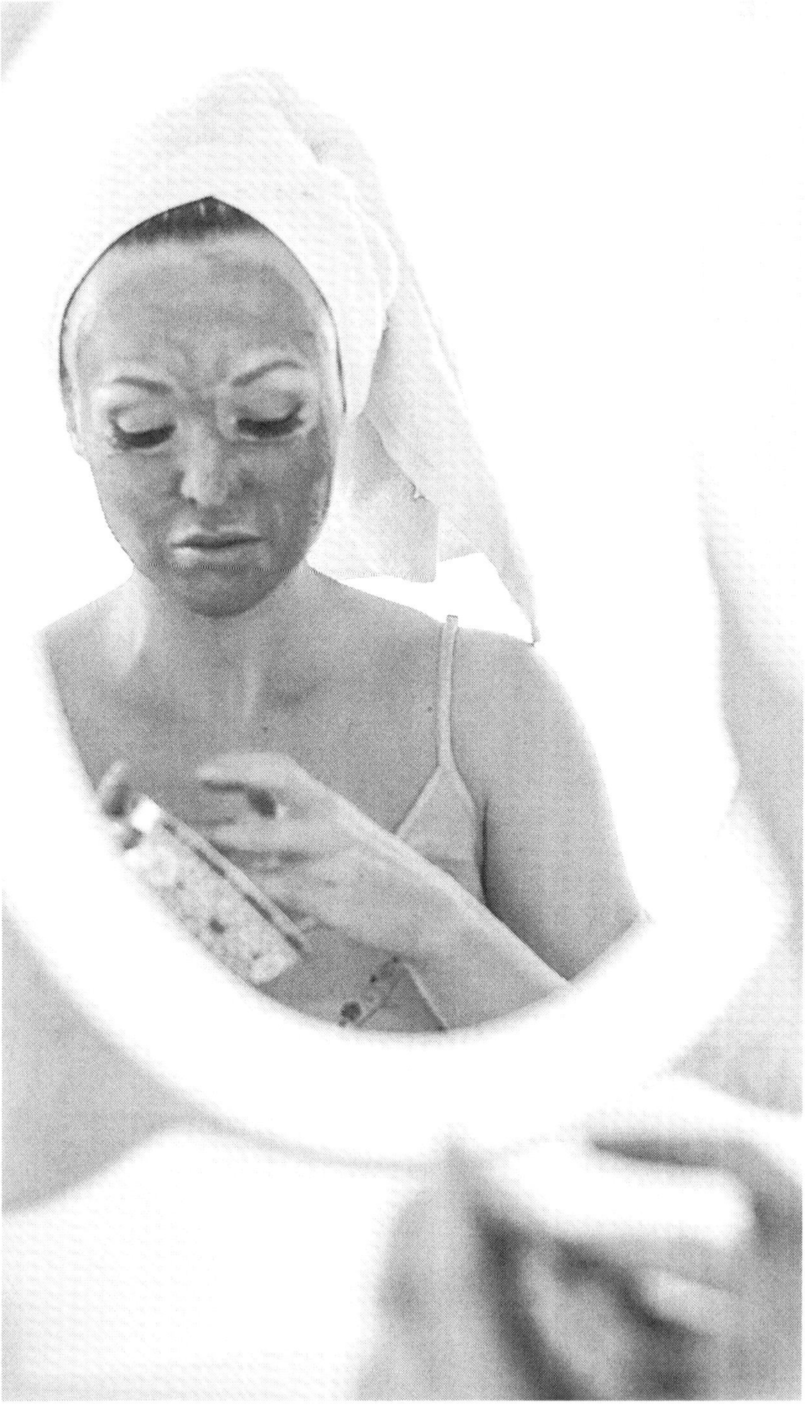

Wenn du auf Chemie in der Pflege verzichten und zu deiner natürlichen Schönheit zurückkehren möchtest, ist diese Form der Ernährung eine Grundvoraussetzung. Meine Überzeugung ist, dass wenn du dich nicht zu 100 % schön fühlst und meinst, dass dir etwas fehlt, dann fehlt dir die ursprüngliche Schönheit der Natur. Du hast sie bei deiner Geburt bekommen und sie ist dein absolutes Recht. Alles, was es braucht, ist, sie wieder aufleben zu lassen. Als erstes brauchst du eine natürliche Ernährung. Ich bin überzeugt, dass durch eine lebendige natürliche Ernährung jede Person ihre einzigartige Schönheit entfachen kann.

Du kannst nicht auf Dauer leuchtend schön und gesund sein, wenn du deine Aufmerksamkeit nicht auf die ungesunden Gewohnheiten in deinem Lebensstil richtest. Krankheiten, unschöne Körperformen und vorzeitige Alterung ist der Preis, den der Mensch bezahlt, wenn er die Gesetze der Natur missachtet. Sein Körper ist dafür geschaffen, diesen Gesetzen zu folgen. Je früher du anfängst, positive Änderungen in dein Leben zu integrieren, desto eher wirst du die schönen Veränderungen sehen. Wenn du Verbesserungen sehen möchtest, musst du so viel wie möglich rohes Essen in deine Ernährung integrieren. Stelle dich darauf ein, dass es nicht über Nacht geschieht, sondern einige Jahre nehmen kann. Der Körper wird Zeit brauchen, sich zu regenerieren. Habe Geduld und genieße jede Veränderung. Es kann manchmal schwer sein, doch du kannst sicher sein, dass es sich lohnt.

Stelle dir vor, wo du in ein, zwei, drei, zwanzig Jahren sein wirst, wenn du nichts änderst. Vegane Rohkost kann dir helfen, den Alterungsprozess umzukehren. Roh zu sein bedeutet jung, schön, gesund und chemiefrei zu sein.

Ich könnte noch sehr viel über schön machende Ernährung schreiben, dies würde jedoch den Rahmen dieses Buches verlassen. Ich habe hier die wichtigsten Punkte beleuchtet, um dich zum Nachdenken zu animieren. Falls du dich für vegane Rohkosternährung interessierst, findest du am Ende des Buches meine Buchempfehlungen.

WAS IST SCHÖNHEIT UND WOHER KOMMT SIE?

Schönheit ist der absolute Ausdruck der Gesundheit. Es gibt natürlich weltweit unterschiedliche Schönheitsideale, die Gesundheit ist jedoch der einzig wahre Gradmesser von Attraktivität. Ein straffer Körper, lange glänzende Haare, strahlende Augen und eine glatte reine Haut sind zeitlose Attribute der Schönheit.
Natürliche Schönheit gedeiht fast von alleine, auch wenn wir ihr manchmal dank unseren modernen Umweltbedingungen nachhelfen müssen.
Attraktivität bringt in vielen Lebensbereichen Vorteile. Natürliches Charisma öffnet die Türen, die für andere geschlossen bleiben. Eine Person, die nicht richtig gesund ist, kann nicht ihre volle Schönheit entfalten. Meistens sind die Haut, Haare und die Augen ein guter Indikator für den Gesundheitszustand. Mit Make-up kannst du einiges kaschieren, aber es verdeckt nur ein Symptom und behandelt nicht die Ursache. Natürliche Pflege und natürliche Ernährung sind das beste, was du deinem Körper geben kannst. Durch diese Handlungen zeigst du bedingungslose Liebe zu dir selbst, denn durch die Aufmerksamkeit und Zuwendung zu dir selbst nährst du deine Seele und die Selbstliebe. Du stellst dich als wertvolle Schöpfung dieser Welt ins Zentrum und respektierst alle Prozesse und Funktionen. Je mehr Liebe du dir selbst schenkst, desto liebender bist du zu anderen und der Umwelt.

Nur wenn wir uns um den eigenen Körper zu kümmern beginnen und uns einem selbstbewussten Umgang widmen, können wir auch Dankbarkeit von unserem Körper in Form von strahlender Attraktivität erwarten.

VORTEILE DER SELBSTGEMACHTEN KOSMETIK

Die Schönheitspflege ist so alt wie die Menschheit selbst und nimmt einen großen Teil des Lebens ein. Gerade in diesen Jahren des Wandels erleben Pflege- und Beautyprodukte, die auf natürlichen Stoffen aufbauen, einen richtigen Boom. Irgendetwas tief in uns sagt, dass die Kraft der Natur das einzig Wahre sein kann. Warum nicht Kosmetik selbst herstellen? Auf diese Weise wirst du genau wissen, was drinsteckt. Du wirst wissen, warum das Produkt wirkt und wenn nicht, kannst du aus dieser Erfahrung lernen und die Zusammensetzung verbessern. Du brauchst nicht Wissenschaftler zu sein, um Heilerdemasken anzurühren oder ein Kaffeesatz-Peeling zu machen. Nach ein paar Anwendungen bekommst du ein Händchen für diese einfachen Prozesse und realisierst, dass selbstgemachte Pflege viel einfacher, günstiger und effektiver ist als die gekauften Tuben.

Hier sind die Vorteile der selbstgemachten Kosmetik im Überblick:

1. Du sparst viel Geld
Die meisten Peelings, Reinigungsmittel und Masken kosten nur ein paar Cents, wenn du sie zu Hause aus den Schönheits-Basics (siehe Abschnitt 1.4) zubereitest. Den Großteil des Preises bei den gekauften Produkten zahlst du nicht für den Inhalt, sondern für Verpackung, Transport, Werbung und Handel.

2. Individuelle Rezeptur
Du kannst an dich individuell angepasste Rezepte herstellen, die unmöglich in der Drogerie zu finden sind. Du kannst herumexperimentieren, so viele bzw. wenige Zutaten mischen, wie es deiner Haut oder einem anderen Bereich am wohlsten tut. So kannst du dir sicher sein, dass das Produkt für dich persönlich funktioniert und kein Massenprodukt ist.

3. Frische
Du vermeidest chemische Konservierungsstoffe wie Formaldehyd und Parabene bei der Zubereitung von einem Tiegelchen frischer Reinigung oder eines Deos für die nächsten paar Wochen.

4. Einfachheit
Du sparst einiges an Zeit für das Suchen und Vergleichen der zahlreichen naturkosmetischen Produkte, die immer mehr und mehr werden. Du kommst mit minimalen Zutaten aus und kannst mehrere Kosmetikprodukte durch ein Naturmittel ersetzen. Zum Beispiel kann ein Glas Kokosöl im Badezimmer Make-up-Entferner, Bodylotion, Haarkur und Zahnpasta ersetzen.

5. Umweltfreundlich und tierleidfrei
Selbsterstellte Pflege macht gutes Karma! Wenn du nur die natürlichen einfachen Zutaten wie Bio-Zitrone, Salz, Öle, Aloe Vera usw. nutzt, tust du der Umwelt etwas Gutes, indem du viel Plastik und Chemie sparst. Zudem gehst du sicher, dass kein Lebewesen für deine Produkte Schmerzen erleiden musste.
Es gibt so viele tolle Möglichkeiten, Pflegeprodukte mit einfachsten Zutaten und vollkommen biologisch, vegan und sogar roh zu Hause selbst herzustellen.
Kurioserweise sind viele natürliche Schönheitsmittel wirksamer und vor allem nachhaltiger als teure kosmetische Behandlungen.
Hast du dir schon einmal Zitrone in die Haare geschmiert, Kaffeesatz auf die Oberschenkel gerieben oder mit Kurkuma Zähne geputzt? Wenn nicht, dann ist es

jetzt höchste Zeit, alle von Werbung vorprogrammierten Stereotypen loszulassen und es auszuprobieren. Wenn du deine Pflegeprodukte selbst anrührst, kannst du sicher sein, dass sie frei von giftigen Duft- und Farbstoffen, Paraffinen und Co. sind. Selbstgemachte Naturkosmetik ist wirklich einfach, tut deinem Körper gut, macht Spaß und spart viel Geld!

DAS PROBLEM MIT KONVENTIONELLEN PRODUKTEN

Aussehen und Schönheit waren in allen Zeiten sehr wichtig und auch heutzutage nimmt sie einen hohen Stellenwert ein. Das freut besonders die Schönheitsindustrie. Aber was wissen wir wirklich über Schönheit und Pflege? Bei den meisten ist das Wissen durch die Werbung der Industrie geprägt und daher sehr begrenzt.
Die Nutzung der konventionellen Pflege und Schönheitsprodukte ist ein bedeutender Beitrag zur Vergiftung deines Körpers (vom Schaden, den diese Produkte und deren Verpackungen der Umwelt antun ganz zu schweigen). Kommerzielle Kosmetik ist vollgespickt mit Chemikalien, die mehr Schaden als Nutzen bringen.
Ich möchte dich bitten, genau jetzt zu deinem Badezimmerregal zu gehen und einen genauen Blick auf die Zutatenliste deiner Cremes, Duschgels, Shampoos und Zahnpasta zu werfen. Betrachte jede einzelne Zutat und lasse dir jeden Namen auf der Zunge zergehen. Sind dir einige aufgefallen, die sich nicht so ganz harmonisch und natürlich anhören? Oder sogar furchteinflößend? Gibt es welche dabei, für die du einen Doktortitel brauchst, um sie aussprechen zu können?

Ich wette mit dir, wenn du mehr über diese Zutaten weißt, möchtest du sie nicht mehr auf deiner Haut, deinen Haaren und schon gar nicht in deinem Mund haben.

Wie findest du heraus, ob das Produkt, das du anwendest, schädlich ist?

Die gute Nachricht zuerst: In der EU ist die Angabe aller kosmetischen Inhaltsstoffe gesetzlich vorgeschrieben.
Die weniger gute Nachricht: Bei der Bezeichnung der einzelnen kosmetischen Stoffe auf den Verpackungen handelt es sich um ein Gemisch aus Deutsch, Englisch und Latein. Vor allem bei manchen lateinischen Bezeichnungen kann man die wirkliche Herkunft der Zutaten nicht ohne Vorkenntnisse ableiten und sie in schädlich oder unschädlich einordnen.
Deine Aufgabe ist nun zu lernen, die Zutaten zu entziffern. Wenn du das kannst, bist du auf der sicheren Seite. Ich helfe dir dabei.

Der gesetzliche Rahmen sieht bei Kosmetika keine Liste vor, die angibt, welche Stoffe zugelassen sind. Es gibt lediglich eine Liste von verbotenen Stoffen, die derzeit ca. 1.400 Substanzen umfasst. Es ist daher unmöglich, in diesem Buch auf alle einzelnen Stoffe einzugehen. Das ist auch nicht notwendig, wenn du die wichtigsten Regeln und die Grundlagen der chemischen Zutaten beherrschst. Außerdem reicht es völlig aus, dich mit den wenigen natürlichen Zutaten auszukennen, die unschädlich sind. Der Rest ist dann dementsprechend zu vermeiden.

Lass uns mit den Grundlagen beginnen:

- Schon beim ersten Blick auf die Zutatenliste kannst du einen Eindruck über die Schädlichkeit des Produkts bekommen und die fiesen Tricks entziffern:

- Je kleiner die Schrift, desto mehr gibt es zu verbergen. Hersteller, die ein gutes Gewissen haben, deklarieren die Inhaltsstoffe gut leserlich.

- Je mehr Zutaten, desto höher ist der chemische Anteil.

- Je mehr Zutaten, desto größer ist das Risiko ungünstiger Reaktion der Inhaltsstoffe untereinander.

- Die Inhaltsstoffe sind in abnehmender Reihenfolge aufgelistet, d. h. von dem zuerst genannten Inhaltsstoff ist die größte Menge im Produkt vorhanden und vom letzten die niedrigste. Dabei machen die ersten 4 – 8 Zutaten 60 – 70% des Produktes aus.

- Vorsicht! Trotz der Deklarationspflicht fehlen bei Kontrollen manchmal die einzelnen kritischen Stoffe in der Auflistung.

- CI (Color Index) plus eine fünfstellige Zahl weisen auf Farbstoffe hin, von denen viele krebserregend sind.

Ein Produkt kann als tierversuchsfrei beworben werden, wenn genau diese Endzusammensetzung nicht an den Tieren getestet wurde. Dagegen wird oft eine unbedeutend variierte Mischung mit minimal veränderten Mengen an Tieren getestet. Danach wird das Endprodukt werbewirksam als tierversuchsfrei deklariert und verkauft. Also am besten komplett den aus Überzeugung veganen Kosmetiklabels vertrauen!

Bei Naturkosmetikprodukten handelt es sich um solche Produkte, die (unter bestimmten Vorbehalten) ausschließlich aus Naturstoffen bestehen. Es bedeutet jedoch nicht, dass diese komplett ohne Konservierungsstoffe sind und zu 100% aus biologischen Zutaten bestehen. Sie können unter Umständen bis zu 49% chemische Zutaten enthalten.

Duftstoffe werden unter der allgemeinen Bezeichnung Parfum oder Fragrance zusammengefasst. Dahinter können sich alle möglichen kritischen Stoffe verstecken. Über 80 % aller Duftstoffe in Parfums, Duschgels, Bodylotions, Shampoos und Seifen sind toxisch und krebserregend. In der Naturkosmetik werden sie normalerweise nicht eingesetzt.

Lass dich nicht täuschen von Ausdrücken wie „mit natürlichen Wirkstoffen", „aus biologischem Anbau", „auf pflanzlicher Basis"! Diese und ähnliche Beschreibungen bedeuten nicht zwangsläufig, dass diese Produkte rein natürlich und chemiefrei sind. Sie lassen auch chemische Stoffe zu und enthalten häufig aggressive Zutaten.

SCHÄDLICHE CHEMIKALIEN IN PFLEGEPRODUKTEN

Aluminium

Findest du es nicht seltsam, dass einige Deos eine Wirkungsdauer von bis zu 96 Stunden haben? Schweißgeruch ist in unserer Gesellschaft tabu, und die Angst des Menschen, durch Körpergeruch oder Schweißflecken aufzufallen, ist zu einem Milliardengeschäft der Kosmetikindustrie geworden. Denke einmal ganz nüchtern darüber nach, mit welchen Zauberzutaten man diese abgefahrene Wirkung erreichen kann. Kommst du auf die Antwort? Die Zauberzutat ist Aluminium, und zwar Aluminiumsalze wie Aluminiumchlorid. Ihre Wirkung basiert darauf, dass die aluminiumhaltigen Salze die Schweißdrüsen verstopfen und so den Achselschweiß unterdrücken.

Über Antitranspirantien gelangt Aluminium in die Haut und ins Körperinnere. Besonders für die Brust stellt das Metall ein hohes Risiko dar. Die Experimente einer britischen Forschergruppe[1] legten den Schluss nahe, dass die Menge des über die Achselhaut aufgenommenen Aluminiums bei verletzter Haut (nach Rasur) auf ein Vielfaches im Vergleich zu unbeschädigter Haut steigt. Aluminium wird verdächtigt, den Hormonhaushalt zu stören und Brustkrebs zu verursachen.

Parabene
Parabene sind in in zahlreichen Pflegeprodukten unter anderem auch in Baby- und Kinderprodukten enthalten. Oft auch in denen, die nach Gesundheit, Natur und Öko klingen. Studien haben gezeigt, dass Propyl- und Butylparabene die Wirkung des männlichen Sexualhormons Androgen hemmen und sich negativ auf die männlichen Fortpflanzungsfunktionen auswirken können. Weitere Studien fanden heraus, dass auf die Haut aufgetragene Parapene von der Haut aufgenommen werden und sich mit der Zeit in der Hornschicht ansammeln können. Bei regelmäßiger Verwendung parabenhaltiger Körperpflegemittel steigt der Parabengehalt im Körper dementsprechend an. [2]

Eine Studie im Auftrag der Europäischen Kommission bringt Parabene darüber hinaus mit folgenden Gesundheitsproblemen in Verbindung: verfrühte Pubertät bei Mädchen, Erkrankungen der weiblichen Geschlechtsorgane, Brustkrebs, Schilddrüsenkrebs und Störungen der Nervenentwicklung. Man vermutet auch, dass Parabene zur Fettleibigkeit beitragen, denn Butyl- und Propylparaben beeinflussen den Fettabbau.

Duftstoffe
Duftstoffe zählen neben den Konservierungsstoffen zu den häufigsten Allergieauslösern. Die Zusammensetzung von Parfums sind normalerweise streng geheim und enthalten bis zu mehrere hundert synthetische Substanzen. Wir nehmen diese über die Haut und mit den Atem auf. Dadurch können sie sich über die Blutbahn im ganzen Körper verteilen und sich anreichern. Duftstoffe werden nicht nur in Parfums verwendet, sondern in allen aromatisierten Pflegeprodukten wie Cremes, Shampoos, Duschgels, Lotionen usw. Besonders gefährliche Bestandteile von Parfums und anderen Produkten sind die synthetischen Moschusverbindungen. Sie sorgen vor allem dafür, dass ein Duft länger auf der Haut hält. Bei diesen Moschusverbindungen handelt es sich meistens um giftige und krebserregende Substanzen. Sie wirken als Nervengift und reichern sich über die Zeit in der Umwelt sowie im Fettgewebe der Fische, der Tiere und des Menschen an. Auch in der Muttermilch wurden sie schon gefunden. Einige der Moschusverbindungen sind aufgrund ihrer toxischen Wirkung schon verboten worden; die noch zur Produktion zugelassenen sind jedoch ebenfalls gefährlich.

Triclosan
Triclosan gehört zu den halogenorganischen Verbindungen und wird synthetisch hergestellt. Es wird als Bakterienkiller eingesetzt, und weil Triclosan die Bakterien so gut hemmt, findet man es in allen möglichen Pflegeprodukten. Mittlerweile wird es

sogar in Zahnpasta aktiv eingesetzt. Was die Hersteller nicht stört, ist, dass dieser Stoff auch die nützlichen Keime abtötet und den natürlichen Schutzmantel der Haut angreift. Der Stoff kann durch die Haut in den Körper eindringen und sich im Fettgewebe ansammeln. Triclosan stellt eine große Belastung für die Gesundheit und die Umwelt dar, da er biologisch schwer abbaubar ist. Weitere fatale Wirkungen von Triclosan sind Erbgut- und Leberschädigung, Herzmuskelschwächung bis zum Herzversagen und es trägt durch seine antibiotische Wirkung zur Bildung resistenter Keime bei.

Sodium Lauryl Sulfate

Sodium Lauryl Sulphate (SLS) gehört zu den Tensiden. Es ist eine äußerst häufige Zutat, die in zahlreichen Körperpflege- und Kosmetikprodukten verwendet wird. SLS ist Bestandteil in fast allen Flüssigseifen, Duschgels, Haarpflege- und -färbeprodukten, Zahnpasten, Make-up und Badezusätzen. Eigentlich ist es eine sehr aggressive Substanz und kommt in industriellen Reinigungsmitteln wie Autoreinigern, Garagenbodenreinigern usw. vor.

Es ist deswegen auch kein Wunder, dass zahlreiche Studien [3] zu den Ergebnissen kamen, dass SLS Haut- und Mundschleimhautreizungen, Brennen im Mund und eine Abschlaffung des oralen Epithelgewebes verursacht. Hautirritationen sind häufige Folgen von SLS-haltigen Produkten.

SLS schädigt die Proteine der Zellen und die Zellmembranen derart, dass andere giftige Stoffe leicht in die Zelle eindringen können. Schon kleinste Dosen von SLS vernichtet die natürliche Schutzschicht der Haut und gelangt in das Körperinnere. Es kann langfristig im Herzgewebe, Gehirn, Leber oder Lunge ablagern und Organschäden verursachen. Problematisch ist, dass ständig unbedeutend erscheinende Mengen SLS durch die tägliche Pflegeanwendung aufgenommen werden und die Folgen keine Beachtung finden. Auf Dauer kumuliert das Ganze zu einem erheblichen Gesundheitsrisiko.

Formaldehyd

Formaldehyd gehört zu den Konservierungs- und Desinfektionsmitteln. Es ist als krebserregend eingestuft und kann Allergien, Haut-, Augen- und Atemwegreizungen verursachen und die Haut vorzeitig altern lassen. Dennoch wird es in der Produktion eingesetzt und ist in zahlreichen Körperpflegeprodukten wie Cremes, Cleansern und Scrubs zu finden.

Farbstoffe

Teerfarbstoffe (Azofarbstoffe) sind die in der Kosmetikindustrie am weitesten verbreiteten synthetisch hergestellten Farben, etwa 500 von ihnen enthalten giftige

Substanzen und sind krebserregend. Viele der Farbstoffe können zu Nieren- und Leberschäden führen, Allergien und Hautausschläge auslösen. Vor allem bei Haarfärbemitteln besteht große Gefahr. Susanne Kehrbusch schreibt in ihrem Buch „Alles klar mit Haut und Haar": [4]

Eine dänische Auswertung von Krebserkrankungen kam zu dem Schluss, dass Frisörinnen doppelt so häufig an Krebs erkranken wie die Durchschnittsrate. Verschiedene andere Auswertungen in Amerika und Deutschland haben das bestätigt.

Phthalate

Phthalate sind Weichmacher, die nicht nur in der Kosmetikindustrie, sondern auch in anderen Alltagsprodukten wie Plastikflaschen, Verpackungen, Folien, Spielzeug, Textilien und Bodenbelägen zu finden sind. In Pflegemitteln sind sie für die weiche Konsistenz verantwortlich.
Die Verwendung von Phthalaten wird schon lange in zahlreichen Berichten und Dokumentationen kritisiert [5], denn ihre gesundheitsschädigenden Auswirkungen sind sehr umfangreich. Dennoch sind sie immer noch in der Körperpflege sowie anderen Bereichen zugelassen.
Die größte Probleme stellen Phthalate für das Hormonsystem und die Fruchtbarkeit dar; sie können sich zerstörerisch auf die Anzahl und Qualität der Spermien auswirken. Auch für die Entwicklung des Kindes im Mutterleib und auch nach der Geburt stellen Phthalate ein hohes Risiko dar.

Andere Inhaltsstoffe und ihre fragliche Wirkung:

Glycerin

Glycerin, auch Glucerol genannt, ist als ein gutes, alt bewährtes Feuchtigkeit erhaltendes Mittel bekannt. Dabei ist es nichts anderes als ein Zuckeralkohol. Glycerin wird als Nebenprodukt der Vertiefung von natürlichen Fetten und Ölen oder der Biodieselherstellung gewonnen. In der Körperpflege eingesetztes Glycerin wird synthetisch hergestellt und ist alles andere als ein nachhaltiges Pflegemittel. Ganz im Gegenteil, bei einer Luftfeuchtigkeit von unter 65 % – was in der kalten Jahreszeit oder bei Heizluft der Fall ist – bewirkt es, dass die Feuchtigkeit aus den tieferen Hautschichten an die Hautoberfläche gezogen wird. Damit wird die Haut von innen ausgetrocknet. Von Feuchtigkeit spenden kann hier nicht die Rede sein!
Benötigen wir denn überhaupt eine Feuchtigkeitspflege? Bei näherer Betrachtung überdecken die meisten Produkte lediglich das Problem, statt es zu beseitigen, und machen alles nur noch schlimmer. Stattdessen wäre es sinnvoller, der Haut die

Möglichkeit zu geben, die Feuchtigkeit auf natürlichem Wege zu speichern und sich selbst zu pflegen. Wie, erfährst du in Kapitel 2.7.

Paraffin

Paraffine sind ein Sammelbegriff für synthetisch hergestellte Stoffe, die meist aus Erdöl-Abfallprodukten gewonnen werden. Sie stellen eine günstige Alternative zu wertvollen pflanzlichen Ölen dar. Paraffine können unterschiedlich bezeichnet werden, unter anderem: Mineral Oil, Synthetic Wax, Isoparaffin.
Das schreibt Marion Schimmelpfennig in ihrem Buch „Giftcocktail Körperpflege" über die Wirkung von Paraffin: [6]
Paraffin bildet auf der Haut einen wasserundurchlässigen Film, der die Feuchtigkeit einschließt. Einen Pflegeeffekt hat dies aber nicht, denn dieser Film verhindert die Eigenregeneration der Haut und kann dadurch auf Dauer sogar den Säureschutzmantel der Haut schädigen. Die Feuchtigkeit zieht nämlich nicht in die tieferen Hautschichten ein, sondern wird lediglich in der oberen Hautschicht eingeschlossen. Sobald die Haut gereinigt wird, verdunstet die Feuchtigkeit schnell. Das Ergebnis: Die Haut fühlt sich trockener an als zuvor. Der Ölfilm auf der Haut hat aber noch weitere Auswirkungen: Da überschüssiger Talg nicht mehr abfließen kann, können leicht Hautunreinheiten entstehen.

Silikone

Silikone versprechen uns Wunder in nur 10 Sekunden:
glänzende Haare, glatte Haut und Forever-Make-up. Doch wenn du wach bist und genau hinschaust, erkennst du, dass da ein Haken ist.
Die Werbung verspricht uns, dass silikonhaltige Cremes die Haut pflegen und sie faltenfrei und geschmeidig mache. Doch Silikone wirken ähnlich wie Paraffin:
Sie bilden einen wasser- und luftundurchlässigen Film auf der Haut und verhindern ihre eigene Regeneration und die Zellerneuerung. Unter der Silikonschicht sammelt sich Feuchtigkeit und Wärme an, die Haut quillt auf und wirkt prall und faltenfrei. Dies ist jedoch nur eine kurzfristige Täuschung. Nach der ersten Reinigung wird die Haut vom Silikonfilm wieder befreit, und das angesammelte Wasser verdunstet schnell – die Haut wird noch trockener als zuvor. Deswegen haben viele fleißige Handcreme-Benutzerinnen das Gefühl, extrem trockene Haut zu haben und verspüren das Bedürfnis, ihre Haut noch häufiger einzucremen – ein Teufelskreis!
Auch bei Haarshampoos und Spülungen werden Silikone eingesetzt.

Collagen

Collagen ist der alte Hase unter den Anti-Aging-Produkten. Es lässt die Haut sofort jugendlich frisch, prall und glatt aussehen. Dies ist jedoch nur ein Schein, denn die

Wirkung ist die gleiche wie bei Silikonen und Paraffinen. Sie ist nur Schein und zudem mit unerfreulichen Konsequenzen verbunden. Von Langzeitverjüngung des Bindegewebes kann nicht die Rede sein. Hinzu kommt, dass Collagen nicht vegan ist. Es wird aus Schweinehaut, Hühnerfüßen und Fischgräten gewonnen.

Die Liste könnte sich nun fast bis ins Unendliche fortsetzen, da die Gegenwart von Chemie im menschlichen Alltag sowie in der Kosmetik längst nicht mehr wegzudenken ist. Wie du siehst, können wir der Industrie nicht trauen. Sie ist anscheinend nur an ihrem Umsatz interessiert. Wir müssen selbst die Initiative ergreifen und verantwortungsvoll mit unserer Gesundheit umgehen. Ich möchte hier im weiteren Verlauf dieses Buches die Möglichkeiten der Natur im kosmetischen Bereich beleuchten, damit du zumindest in deinen Kosmetikprodukten auf die oben genannte Chemie verzichten kannst.

SCHÖNHEITS-BASICS AUS DER NATUR

In diesem Abschnitt habe ich die meiner Meinung nach effektivsten, einfachsten und günstigsten Top 10 der natürlichen Pflegemittel zusammengeführt. Es geht mir um Qualität statt Quantität. Bevor ich dich mit Dutzenden von Optionen und komplizierten Rezepturen bewerfe und dich nur verwirre, habe ich die Spitzenreiter, die immer funktionieren, leicht zu finden sind und wenig kosten, herausgesucht.
Es sind auch meine persönlichen Favoriten, die ich schon jahrelang anwende.

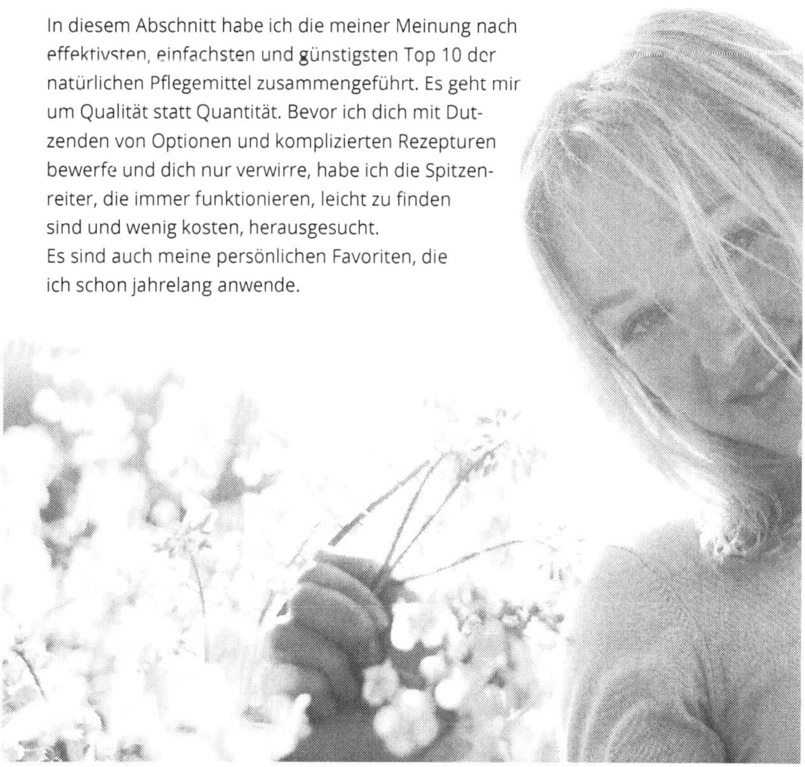

Die 10 Basics:

1. Öle

Öle sind in der natürlichen Pflege absolut unverzichtbar; und es gibt so viele wunderbare Öle zur Auswahl! Um nur wenige Beispiele zu nennen: Kokosöl, Jojobaöl, Mandelöl, Sheabutter, ätherische Öle.

Kokosöl ist für mich der Alleskönner für die Schönheit. Es gehört mittlerweile zu meinem absoluten Lieblingspflegeprodukt! Kokosöl duftet so herrlich nach Exotik, Palmen und Strand, fühlt sich toll auf der Haut an und ist als pures Naturprodukt ein wahres Wundermittel für viele Aspekte der Körperpflege. Kokosöl erfüllt absolut das Motto: „Schmiere nichts auf die Haut, was du nicht essen kannst!"
Pflege, die man essen kann – was will man mehr?
Aufgrund der enthaltenden Laurinsäure wirkt Kokosöl antibakteriell und entzündungshemmend. Auf die Haut aufgetragen liefert es Feuchtigkeit, verzögert Faltenbildung und Erschlaffung, beschleunigt die Wundheilung und wirkt sich positiv auf Schuppenflechte und andere Hautinfektionen aus. Und noch so viel mehr!
In Teil V des Buches habe ich dem Kokosöl und seinen Beauty-Anwendungen sogar ein ganzes Kapitel gewidmet, also bleib gespannt!

Jojoba-Öl ist ein weiteres Beauty-Genie und wurde schon vor Urzeiten von den Azteken entdeckt. Sie setzten dieses Öl in ihrer Ernährung, als Heilmittel und zur Pflege ein. Zurzeit ist es in der Kosmetik besonders beliebt: Es zieht gut in die Haut ein und hinterlässt statt eines öligen Films ein samtiges, zartes Gefühl. Das Öl verfügt über einen natürlichen Sonnenschutzfaktor, wirkt antibakteriell, beruhigend und ausgleichend auf die Talgproduktion und trägt zur Feuchtigkeitsregulation bei.

Shea-Butter ist ein Extrakt aus der Nuss des afrikanischen Shea-Baumes.
Bereits Cleopatra wusste um die Wirksamkeit dieser Pflanze und ließ aus seinem Öl eine Seife herstellen. Die Shea-Butter ist ein absolutes Wundermittel bezüglich der Schönheits-Natur-Kosmetik. Es unterstützt auf natürliche Weise den Kreislauf der Haut, ist ein natürlicher Feuchtigkeitsspender, beschleunigt den Heilungsprozess bei Wunden oder anderen Irritationen . Für afrikanische Frauen war Sheabutter schon immer die Allzweckwaffe, die Haut und Haare vor der sengenden afrikanischen Sonne schützt. Sie erhält ihre Haut bis ins hohe Alter schön und gesund.

Die Liste kann sehr lang werden. Mehr über die Öle und ihre Anwendung erfährst du im Laufe dieses eBooks.

2. Roggenmehl

Roggenmehl ist sanft und schonend zur Kopfhaut und zum Haar und belastet das Abwasser nicht. Du braucht nur geringe Mengen, kommst ohne Plastiktuben und Chemie aus und sparst viel Geld.

3. Natron

Natron bzw. Natriumhydrogencarbonat mag nach einer gruseligen Chemikalie klingen, ist aber ein natürlich vorkommendes Salz. Es ist basisch und hat einen hohen pH-Wert. Natron ist für die Verwendung in der natürlichen Kosmetik sehr vielseitig: als Deo-Ersatz unter den Armen, als Mundspülung gegen Mundgeruch und zur Hemmung von Kariesbildung. Zähne einmal die Woche mit Natron zu putzen bringt innerhalb kürzester Zeit strahlend weiße Zähne. Ebenso positiven Einfluss hat Natron auf die Haut und die Haare. Für den kosmetischen, reinigenden und heilenden Einsatz von Natron ist nur ein zusatzfreies Produkt geeignet, das du im Bio-Markt, Bio-Onlineshop oder einer Drogerie kaufen kannst.

4. Apfelessig

Schon unsere Vorfahren haben Apfelessig sehr geschätzt. Er ist ein wahres Multitalent und ist gut für fast alles in der Welt der chemiefreien Schönheit. Apfelessig wird hergestellt, indem Äpfel solange fermentiert werden bis der enthaltene Zucker zu Essig umgewandelt ist. Optimal ist naturtrüber Apfelessig aus Bio-Anbau, der weder gefiltert noch pasteurisiert ist. Was die innere Einnahme des Apfelessigs betrifft, gibt es in der Rohkostszene zwar Kontroversen, zur äußeren Anwendung ist er jedoch ein unverzichtbares Mittel und eine preiswerte Lösung für zahlreiche kosmetische Anwendungen. Dieses einfache Mittel ist sehr vielseitig einsetzbar. Sein einziger Nachteil ist der starke Geruch. Doch es lohnt sich, sich mit ihm anzufreunden, denn seine erfrischende, belebende Wirkung auf Haut und Haare ist unschlagbar. Die Haare bekommen einen natürlichen Glanz, die Haut glättet und strafft sich und sieht viel frischer aus.

5. Zitrone

Die Zitrone macht dich nicht nur von innen, sondern auch von außen schöner. Sie beinhaltet viele der Inhaltsstoffe, die man auch in regulären Schönheitsprodukten findet: Kalzium, Magnesium, Kalium und natürlich viele Antioxidantien und Mineralstoffe. Sie hat richtig viel Power und kann für deine Haut, Haare und Nägel so einiges tun. Idealerweise solltest du Zitronen immer im Haus haben, denn für die natürliche Schönheitspflege wirst du sie fast jeden Tag brauchen! In Teil V des Buches habe ich der Zitrone und seinen Beauty-Anwendungen ein ganzes Kapitel gewidmet.

6. Wascherde/Lavaerde
Wascherde war vermutlich das erste Reinigungs- und Hautpflegemittel der Menschheit. Sie wird bereits seit der Steinzeit verwendet. Es ist reine Tonerde, die zu einem feinen Pulver zermahlen wurde, und besteht aus natürlichen Mineralien.
Ihre Besonderheit als natürliche Körper- und Haarpflege ist in Nordafrika bereits seit vielen Jahrhunderten bekannt. Dank der besonders milden tensidfreien Waschfähigkeit der Lavaerde (von lateinischen lavare = waschen) ist sie wunderbar zur sanften, seifefreien Reinigung von Haut, Haaren und sogar Zähnen geeignet.
Die gute Reinigungsfähigkeit der Lavaerde beruht auf einen rein physikalischen

Wirkprinzip: In Wasser angerührt bindet sie Schmutz und Fettpartikel und macht sie leicht abspülbar ohne die Eigenregulation des Körpers zu überfordern. Sie reinigt sanft und pflegt die Haut. Bei einer Waschung mit Lavaerde werden weder die natürliche Schutzschicht der Haut noch die Talgdrüsen ausgelaugt.
Ob zur Hautreinigung, Zahnpflege oder Haarwäsche, Lavaerde ist vielseitig wirksam. Eine Maske aus Tonerde saugt den ganzen Abfall aus deiner Haut auf. Lavaerde ist absolut reizfrei und hautverträglich sowie absolut umweltfreundlich, denn sie enthält nichts, was das Abwasser belasten könnte. Sie brennt auch nicht in den Augen!

6. Kurkuma
Kurkuma ist aufgrund seiner färbenden Eigenschaft äußerlich nicht so vielseitig einsetzbar wie die restlichen Mittel in dieser Liste, aber wenn du es einsetzt, dann schlägt es volle Power und hochwirksam ins Ziel. Kurkuma ist ein mächtiges Antioxidans, wirkt stark entzündungshemmend und blutreinigend. Stimuliert die Leber, bekämpft Pickel, hilft bei der Verjüngung des Gewebes und ist eine Geheimwaffe für weiße Zähne, hierzu siehe Abschnitt 7.3.

7. Kaffee
Keine Sorge, du sollst ihn nicht trinken, denn Kaffee trinken ist das Gegenteil von natürlichen und gesunden Schönheitsmachern. Aber dafür ist Kaffee für andere Zwecke unschlagbar. Koffein hat einen straffenden und tonenden Effekt auf die Haut, weshalb Kaffeesatz gut als Peeling, wirksames Mittel gegen Cellulite und für die Fettverbrennung eingesetzt werden kann. Die Brühe sollst du auf keinen Fall wegkippen, denn sie ist eine hochwirksame Zutat für einen Einlauf.

8. Steinsalz
Steinsalz ist in zahlreichen Beauty- und Wellnessprodukten vertreten.
Neben Meersalz ist besonders das Ur- und Himalayasalz und das Salz aus dem Toten Meer für die Körperpflege zu empfehlen.

Mit den einfachen Anwendungen aus diesem Buch kannst du dich zu Hause pflegen und entspannen. Lege deinen eigenen regelmäßigen Wellnesstag ein und nutze die reinigende und entgiftende Kraft des Salzes zur Unterstützung deiner Schönheit!

9. Ingwer
Dem Ingwer werden viele Kräfte nachgesagt. Die Beigabe von dieser Wurzel in Speisen und Tees sorgt unter anderem für einen Entzündungsabbau und gut gereinigte innere Organe. Allgemein wirkt Ingwer anregend, vitalisierend, durchblutungsfördernd und wärmend. Äußerlich angewendet, sorgt seine feurige Kraft dafür, dass der Körper entschlackt und seine Konturen leicht gestrafft werden.

10. Aloe Vera
Ist eine der Wunderpflanzen auf unserem Planeten. Wenn du ihr Gel auf die Haut legst, zieht sie durchs Blut in deinen ganzen Körper ein und macht dort ihre heilende Arbeit. Sie stimuliert die Lymphbewegung und stärkt dank organischem Silizium die Zellen. Ein Aloe-Vera-Gel wirkt Wunder gegen Pickel, bei Wunden, trockener und entzündeter Haut. Je frischer, desto besser. Am besten hast du eine Pflanze bei dir zu Hause im Topf, so bist du gleich an der Quelle und sie wird dir nichts kosten. Schneide ein Blatt auf und creme mit dem Gel dein Gesicht und die Haut ein.

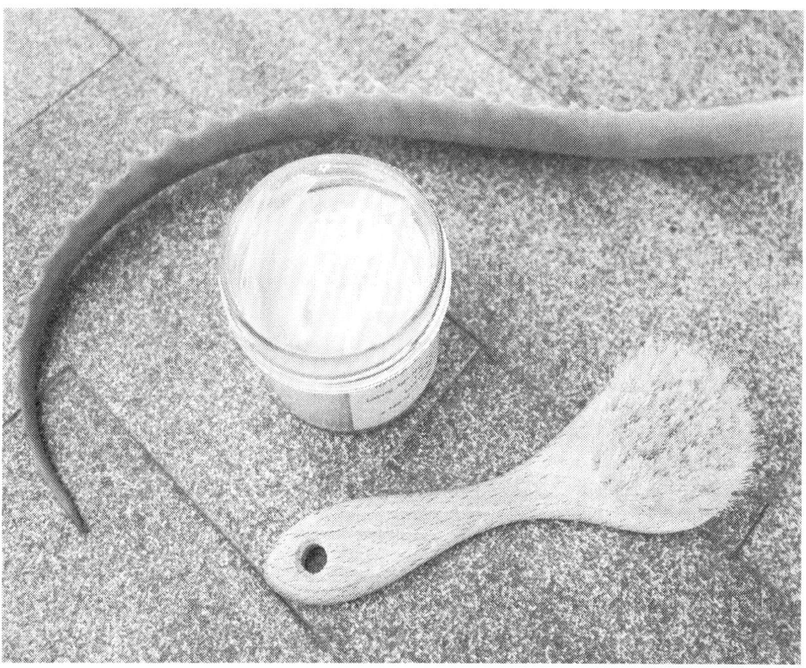

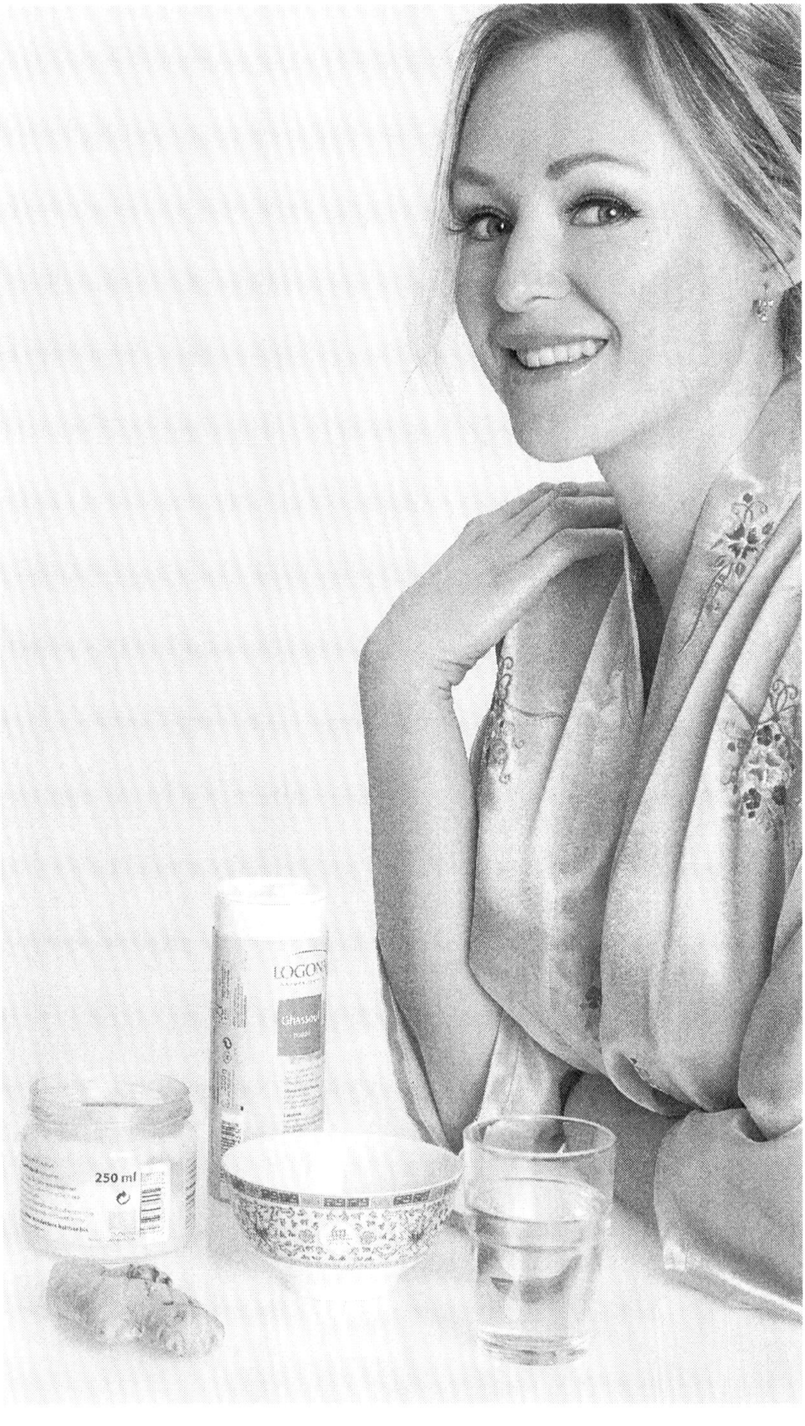
250 ml

DIE HAUT

LERNE DEINE HAUT KENNEN

Wenn du bis heute nicht darüber nachgedacht hast, was auf deine Haut täglich kommt und einfach das angewendet hast, was dir die Werbung vorschreibt, rate ich dir, deine Haut besser kennenzulernen. Sobald du anfängst, dich mit deiner Haut besser auszukennen und dir vorstellen kannst, wie sie aufgebaut ist und wie sie funktioniert, wirst du bewusster und achtsamer im Umgang mit ihr; und sie wird dir mit Gesundheit und Schönheit danken.
Die Haut ist nicht nur eine schöne, sexy Verpackung, sondern ein vielseitiges System mit verschiedenen wichtigen Aufgaben. Die Haut ist das größte Organ des Körpers. Im Gegensatz zu den anderen Organen liegt sie außen. Das bis zu zwei Quadratmeter Fläche umfassende, faszinierend hochintelligente System verbindet dich mit deiner Umwelt und schützt dich gleichzeitig vor ihr.

Die Haut erfüllt vielseitige lebenswichtige Aufgaben:

- sie regelt die Temperatur und den Wasserhaushalt des Organismus durch Schweiß und Gänsehaut
- sie kümmert sich um die Abwehr und Ausscheidung von Giften
- sie schützt den Körper vor Strahlung, Kälte und Austrocknung
- sie reagiert empfindsam auf Reize und Berührungen

Wenn sie von der chemischen Pflege nicht gestört wird, sorgt sie für ihr gesundes Gleichgewicht, pflegt und heilt sich selbst und führt sich Nahrung zu. Sie produziert und verarbeitet lebenswichtige Stoffe wie Mineralstoffe, Salze und Vitamin D.
Die Haut regeneriert sich ein Leben lang. Dabei ist sie so verletzlich und sensibel. Gabriela Nedoma beschreibt in ihrem Buch „Grüne Kosmetik" sehr beeindruckend den feinen Aufbau der Haut: [7]

Auf einem einzigen Quadratzentimeter Haut konzentrieren sich im Durchschnitt drei Millionen Zellen, 20 Haare, 5 Meter Blutgefäße, 20 Meter Nervenbahnen, 100 Schweißdrüsen, 30 Talgdrüsen und zahlreiche Sinnesrezeptoren: 200 für Schmerz, 100 für Druck, 12 für Kälte und 2 für Wärme. Für die Erhaltung der menschlichen Gesundheit arbeitet die Haut unaufhörlich.

Ist das nicht faszinierend? Bei so vielen lebenswichtigen Funktionen, die deine Haut erfüllt, solltest du ihr besondere Aufmerksamkeit schenken.

Die Haut ist eine Einheit aus drei übereinander liegenden Schichten: der Unterhaut (Subkutis), der Lederhaut (Dermis) und der Oberhaut (Epidermis). Die tiefste Schicht der Haut, die Unterhaut, besteht aus lockerem Binde- und Fettgewebe. Das Fettgewebe speichert Reserveenergie, schützt den Körper vor Kälte und Stößen. Das Unterhautfett besteht aus einer bestimmten Anzahl von Fettzellen. Sie enthalten abhängig vom Ernährungs- und Verschlackungszustand unterschiedlich große Fettmengen. Kommt es zur Ansammlung von Wasser im Körper, lagert es sich in dieser Schicht ab.

Die mittlere Schicht, die Lederhaut, besteht aus speziellen Eiweißen, die feste, vernetzte Bindegewebefasern bilden. Sie geben der Haut Reißfestigkeit und Elastizität. In dieser Schicht befinden sich Schweiß- und Talgdrüsen, Blut- und Lymphgefäße, Nerven, Haarwurzeln sowie Druckrezeptoren für den Tastsinn. Talgdrüsen befinden sich in der gesamten Lederhaut der Körperoberfläche, ausgenommen Handinnenflächen und Fußsohlen. Sie produzieren den Talg, der aus Fett, Eiweiß, Elektrolyten und Cholesterin besteht. Er sorgt für ein ebenmäßiges Hautbild, hält die Haut zart und geschmeidig, schützt vor Fremdstoffen und übermäßigem Feuchtigkeitsverlust.

Schweißdrüsen sorgen für die Befeuchtung der Hautoberfläche. Der Schweiß besteht zu 99 % aus Wasser, dazu kommen in kleinen Mengen Säuren, Salze, Proteine, Harnstoff und andere wasserlösliche Substanzen. Die im Schweiß enthaltenen Säuren bilden mit einem pH-Wert von 5 – 6 den Säureschutzmantel der Haut und tragen zum geschmeidigen Aussehen der Haut bei. Wenn diese natürlichen Stoffe fehlen (z. B. durch aggressives und häufiges Waschen), verdunstet das Wasser schnell und die Haut trocknet aus.

Die dünne Oberhaut besteht zum größten Teil aus Hornzellen. Ihre Hauptaufgabe ist es, den Körper vor Giften und Krankheitserregern zu schützen. Die Zellen der Oberhaut erneuern sich vollständig alle 28 Tage und teilen sich ein Leben lang. Sie werden permanent neu gebildet, wandern mit der Zeit an die Oberfläche, wo die alten Zellen immer mehr verhornen und schließlich als Hornschuppen abgestoßen werden. Verhornte Zellen an der Hautoberfläche sind jedoch nicht nutzlos, sondern lagern fetthaltige Substanzen um sich, verbinden sich mit anderen Zellen und bilden eine elastische schützende Zellmauer. Diese Mauer schützt die anderen Hautschichten vor Umwelteinflüssen. In der Oberhaut befinden sich auch die Melaninzellen, die die Haut vor UV-Strahlen und vor Sonnenbrand schützen.
Über der Oberhaut gibt es noch einen Säureschutzmantel. Er überdeckt die Hautoberfläche mit einem Schutzfilm und – wenn er nicht von aggressiven

Pflegeprodukten zerstört wird – wehrt den Großteil der Umwelteinflüsse ab und pflegt die Haut.
Den obersten Schutz der Haut stellen die Mikroorganismen dar, die vor Keimen und Viren schützen und für ein gesundes Gleichgewicht sorgen. Es tummelt sich eine ganze Bande aus Milliarden von unsichtbaren Nützlingen auf dir herum, die deine Haut aktiv gegen Angriffe schützt. Leider zerstört die moderne chemische Hautreinigung und -pflege den Lebensraum und tötet diese fleißigen Mikroorganismen ab. Die natürlichen, chemiefreien Mittel sind dagegen eine Unterstützung ihrer schützenden Aktivitäten.

SANFTE REINIGUNG

Die Reinigung der Haut mit Seife oder Duschgel ist eine so gewöhnliche Sache für uns, dass wir nicht einmal darüber nachdenken, was da eigentlich passiert.
Beim Reinigen mit konventionellen Produkten wird der Säureschutzmantel der Haut zerstört und im schlimmsten Fall ganz abgewaschen. Die Haut braucht dann 24 Stunden, um diese natürliche Schutzschicht wieder herzustellen. Das bedeutet, dass ein zivilisierter, gut gepflegter Mensch so gut wie nie einen natürlichen Hautschutz hat. Da brauchen wir uns über Hautprobleme nicht zu wundern.
Allein durch den längeren Kontakt mit Wasser wird die Haut durchlässiger.
Dazu kommen die in den konventionellen Waschprodukten enthaltenen Tenside und andere chemische Mittel, die fettlösend wirken. Sie entfernen die hauteigene Fettschicht und zerstören die intelligente Selbstregulierungsfunktion der Haut.
Dadurch wird die Haut trocken, empfindlich und verliert Feuchtigkeit. Danach cremen wir die Haut mit einer künstlich hergestellten Pflege ein, um den Schaden zu beheben, der durch das Waschen entstanden ist.
Die Werbung erzählt uns, dass das ganze Duschgel- und Flüssigseifenzeug völlig harmlos und sogar pflegend und erfrischend sei. Doch komischerweise bekommen wir nach dem Duschen meistens trockene Haut, Spannungen oder sogar Juckreiz. Das ist jedoch laut Kosmetikindustrie kein Problem, denn es gebe ganz tolle nährende Lotionen und Cremes. Doch niemand denkt darüber nach, warum und ob es überhaupt so sein soll: der Haut zuerst ihre Schutzbarriere entfernen und sie dann durch eine fremdartige, chemische Substanz ersetzen. Da die Haut unser größtes Organ ist, greifen wir durch aggressives Waschen extrem in die Ablaufprozesse des Körpers ein und stören seine Funktionen.

Überlege dir einmal ganz bewusst, wie unsinnig das ganze konventionelle Waschen ist und wie viel sinnvoller es wäre, nicht in die Schutzfunktion der Haut so aggressiv einzugreifen. Ließe man der Haut ihre natürliche Schutzschicht wiederherstellen, würden sich dann nicht die meisten Hauterkrankungen und Allergien von selbst zurückziehen? Auch der schlechte Geruch kommt meistens von der gestörten Funktion der Haut. Das Schweißsekret ist normalerweise geruchsneutral; der unangenehme Geruch entsteht durch Zersetzung von Bakterien. Diese können sich ansiedeln, wenn die abgewaschenen körpereigenen Schutzbakterien fehlen.

Auf der anderen Seite leben wir schon lange sehr weit von natürlichen Bedingungen entfernt, wo die Luft und die Umgebung rein sind. Wir werden jeden Tag mit künstlichen Soffen, chemischen Partikeln, die Plastikgegenstände ausscheiden, und verschmutzter Luft angegriffen. Wie können wir dieses Dilemma in der modernen Welt lösen und dabei zu einem gesunden Waschverhalten zurückfinden?
Jede Veränderung beginnt im Kopf. Als erstes musst du dich von dem Reinigungswahn befreien, denn anders geht es nicht. Der Gedanke seltener zu Duschen kommt dir vielleicht asozial oder pennermäßig vor. Doch andererseits möchtest du kein manipulierter Konsument sein und bei der Gehirnwäsche der Kosmetikindustrie nicht mitmachen – der Mythos, dass wir uns mehrmals am Tag duschen und eincremen müssen, wurde von ihr geschaffen!

Es geht nicht darum ein stinkender, ungewaschener Steinzeitmensch zu werden, sondern darum, den Teufelskreis der chemischen Reinigung zu durchbrechen und deinen natürlichen, gesunden Säureschutzmantel wiederherzustellen. Ein tägliches Reinigungs- und Pflegeritual ist unser Grundbedürfnis und gepflegtes, attraktives Aussehen ist ein Ausdruck von Selbstliebe. Gerade deswegen haben giftige Chemikalien bei diesem Ritual nichts zu suchen.
Wie auch bei der Ernährungsumstellung auf Rohkost denke daran, dass am Anfang eine Verschlechterung des Zustands auftreten kann. Der Körper braucht Zeit, um sich von Chemie zu befreien und seine Funktionen wieder aufzubauen. Starte am besten langsam. Verzichte zuerst auf alle eindeutig giftigen, synthetischen Sachen aus der Drogerie und dem Supermarkt und ersetze sie durch Naturprodukte. Es muss auch nicht teuer sein. Ein Stück pflanzliche Seife mit nur wenigen natürlichen Ingredienzen reicht für alles. Damit kannst du Duschgel, Gesichtsreinigung, Handseife, ggf. Intimseife usw. ersetzen. Von da aus kannst du dich langsam an Naturmittel herantasten und ausprobieren.

Bei einem gesunden Hautschutzfilm brauchst du keinen großartigen Wasch-Schnickschnack. Oft ist klares Wasser zum Waschen absolut ausreichend.
Wenn du vor allem psychisch damit nicht klarkommst und dich dreckig fühlst, benutze 1- bis 3-mal die Woche die oben erwähnte chemiefreie, biologische Seife aus pflanzlichen Ölen.

Natürliche Reinigungsmittel für das Gesicht

Hier stelle ich dir meine liebsten Reinigungsmittel für das Gesicht vor.
Ich habe sie selbst ausgiebig erprobt und bin von ihnen begeistert.

1. Apfelessig
Apfelessig gehört zu den besten Gesichtsreinigern. Der Säuremantel der Haut, der von Seifen und anderen Waschmitteln immer wieder aufgrund der alkalischen Wirkung angegriffen wird, hindert Keime an ihrer Entstehung. Apfelessig hat einen sehr ähnlichen pH-Wert zu dem der Haut und ist daher optimal zur Pflege und Reinigung der Haut geeignet, ohne sie in irgendeiner Weise zu stören.
Nimm 100 ml Wasser und die gleiche Menge Essig und vermische gut. Reinige das Gesicht mit einem in Essigwasser befeuchteten Wattepad. Bewahre die Mischung im Kühlschrank auf.

2. Zitronen/Grapefruit
Zitronen und Grapefruits können zwar nicht zaubern, sind aber hervorragende Mittel, um Gesicht, Hals, Dekolleté oder auch den ganzen Körper zu reinigen, Pigmentflecke zu bekämpfen und sogar Fältchen zu glätten.

Zerschneide die Zitrone oder Grapefruit und presse die Hälfte aus. Durchfeuchte ein Wattepad mit dem Saft und streiche damit über dein Gesicht, indem du den Saft mit kreisförmigen Bewegungen leicht einmassierst. Die empfindliche Augenpartie aussparen! Lass die Reste auf der Haut kurz trocknen und wasche sie mit kaltem Wasser ab. Wenn dir das ganze zu mühsam ist, kannst du dir das Auspressen der Zitrone auch sparen. Stattdessen schneidest du ein 1 – 2 cm langes Hinterteil ab und reibst die Haut direkt damit ein.

Tipp: Eine abgeschnittene Zitrone hält im Kühlschrank für mehrere Anwendungen. Du kannst den Zitronen- oder Grapefruitsaft auch 1:1 mit Wasser verdünnen, in einen Eiswürfelbehälter geben und ins Gefrierfach stellen. Verwende die Zitroneneiswürfel morgens und abends anstelle eines Gesichtswassers. Streiche hierzu mit kreisenden Bewegungen über Gesicht und Dekolleté. Sehr erfrischend, reinigend und durchblutungsfördernd! Besonders wenn du dich müde und blass fühlst, macht der eisig-saure Frischekick deine Haut wieder fit und munter.

***Achtung:** Zitronensaft hat einen aufhellenden Effekt! Wenn du gerade einen schönen, goldenen Teint bekommen hast, dann greife lieber zu anderen Gesichtsreinigern.*

3. Heilerde/Lavaerde

Die Heilerde reinigt sanft und pflegt die Haut, ohne die natürliche Schutzschicht der Haut auszulaugen. Ihr Wirkprinzip ist einfach. Dank ihren extrem kleinen Partikelchen hat sie eine sehr große Oberfläche, weshalb sie viele Stoffe an sich binden kann. Wenn du einen Brei aus Heilerde und Wasser auf die Haut aufträgst, werden beim Antrocknen sehr starke Saugkräfte frei. Dadurch wird die Haut sanft gereinigt, stärker durchblutet sowie von Verunreinigungen, Bakterien und Schuppen befreit. Heilerde saugt den ganzen Abfall aus deiner Haut raus.
Für die Reinigungspaste nimm 1 – 2 EL Heilerde/Lavaerde in eine Porzellan- oder Glasschüssel, füge 4 – 5 EL sauberes, kaltes Wasser hinzu und lass es, ohne umzurühren, 5 – 10 Minuten ziehen. Wenn das Wasser eingezogen ist, entsteht eine cremige homogene Masse. Trage sie mit sanften massierenden Bewegungen auf dein Gesicht, Hals und Dekolleté auf und lass es austrocknen. Anschließend wäschst du die Heilerde mit einem Naturschwämmchen ab. Mache diese Reinigung 2- bis 3-mal die Woche und verzichte dabei auf alle chemischen Mittel und Cremes und deine Haut wird schnell reiner und glatter.

Ich kann dir nur ans Herz legen, den schädlichen chemischen Reinigungswahnsinn einzustellen und die Haut das Problem selbst lösen zu lassen. Denke beim Waschen immer daran, dass das anschließende Eincremen niemals die gestörte oder gar entfernte Schutzschicht der Haut ersetzen kann. Ihre Regeneration ist nur durch Talgbildung und das Nachwachsen der Hornhaut möglich. Falls du Angst vor unangenehmem Körpergeruch hast, kann ich dich beruhigen, denn sie ist unbegründet. Ganz im Gegenteil bestätigen die Menschen, die auf Duschgel und Shampoo verzichten, einen besseren Geruch zu haben als zuvor. Viele berichten auch von der Befreiung von ihrem Schuppenproblem. Starte einen Versuch und nutze natürliche Reinigungsmethoden eine Woche oder besser einen Monat lang.
Es gibt nichts zu verlieren und sehr viel zu gewinnen.

Denke daran:

Der Verzicht auf Seife hält den pH-Wert (Säuregehalt der Haut) in einer besseren Balance, spart dir giftige Chemikalien mit allen möglichen Folgen und macht dich nachhaltig schön!

ANWENDUNGEN FÜR FEINERE POREN

Das Gesicht ist unsere Visitenkarte. Daher ist es nur natürlich, dass jeder strahlende, reine, glatte Haut haben möchte. Reine Haut sieht nicht nur schön aus, sondern ist auch ein Zeichen von Gesundheit.

Große Poren im Gesicht werden meist als störend empfunden und gerne mit Make-up überdeckt. Dabei sind sie nichts anderes als Kanäle, die von den inneren Talgdrüsen nach außen führen. Durch diese Kanäle gelangen normalerweise natürliche Hautfette an die Hautoberfläche und sorgen für deren Schutz und Geschmeidigkeit, doch durch die Poren werden auch Giftstoffe aus dem Körper ausgeschieden.

Die Ursachen von großen Poren

Zu den häufigsten Ursachen für erweiterte Poren zählen:

- fettige Haut
- Stress
- Alterung
- Make-up
- aggressive Hautpflegeprodukte
- hormonelle Veränderungen (Verhütungsmittel, Pubertät, Wechseljahre)
- übermäßige Sonnenbestrahlung

Dabei ist fettige Haut die häufigste Ursache für erweiterte Poren. Es wird vermehrt Talg produziert. Der wandert an die Hautoberfläche und vermischt sich mit abgestorbenen Hautzellen, Schmutz und Staub. Dadurch kommt es zur Verstopfung des Poreneingangs. Der Talg staut sich im Kanal, die Talgdrüsen erweitern sich und es kommt zu einer Erweiterung der Pore. Im Laufe der Jahre wirken die Poren durch den fortschreitenden Elastizitätsverlust der Haut vergrößert.
Das Problem an der Sache ist, dass wenn die Poren einmal erweitert sind, ziehen sie sich von alleine nicht mehr so schnell zusammen. Aber zum Glück kannst du etwas dagegen tun. Mit der richtigen regelmäßigen Pflege und Vorbeugung kannst du die Talgproduktion regulieren und die Poren verfeinern.

Aber zuerst zur Vorbeugung

1. Als allererstes solltest du auf tierisches Eiweiß und ungesunde Fette verzichten, denn diese stimulieren die Talgdrüsen mehr Talg zu produzieren. Die Haut sieht fettig aus und die Poren schwellen an. Das lässt sich vermeiden:

Vegane, vitaminreiche, fettreduzierte, gut kombinierte Ernährung mit einem großen Anteil Rohkost reinigt den Körper und stellt die Selbstregulierung des Organismus und der Haut wieder her.

2. Wichtiger Tipp zur Vorbeugung erweiterter Poren: Befreie dich vom Rauchen! Nikotin und andere Giftstoffe in Zigaretten erhöhen enorm die Talgproduktion der Haut.

3. Verzichte so weit es geht auf Make-up und synthetische Cremes, damit die Haut atmen kann. Konventionelle Pflegeprodukte verschließen die Poren und stören die Atmung und Eigenregulation der Haut.
Es gibt auf dem Markt unzählige Cremes, Gesichtswässer und Lotions zur Verfeinerung der Poren. Die darin enthaltenen Wirkstoffe ziehen entweder die Poren kurzfristig zusammen und lassen sie dadurch kleiner wirken oder drosseln die Talgproduktion. Es ist sinnvoller, die Verkleinerung der Poren mit verschiedenen natürlichen Behandlungsmöglichkeiten zu stimulieren. Sie sind nicht nur preiswerter als die handelsüblichen, sondern auch schonend und nachhaltig.

Welche natürlichen Mittel können die Poren verfeinern?

1. Heilerde
Eines der besten altbewährten Hausmittel für ein gutes Hautbild ist Heilerde. Sie hat eine heilende, porenverengende Wirkung, absorbiert effektiv Giftstoffe und trocknet die Haut nicht aus.
Rühre die Heilerde mit etwas Wasser zu einer Paste an und trage sie auf das Gesicht auf. Sobald die Erde abgetrocknet ist, mit warmem Wasser abwaschen. Anschließend mit kaltem Wasser abspülen und die Durchblutung fördern. 1- bis 2-mal pro Woche anwenden.

2. Haferflocken
Mach jede Woche ein mildes Peeling, das die Poren von Ballast befreit. Eine schöne, glatte Haut kannst du mit einem einfachen Haferflockenpeeling bekommen.
Dafür zerkleinere eine halbe Tasse Haferflocken im Standmixer zu einem feinen Pulver. Gib Wasser dazu, bis eine dickflüssige Paste entsteht. Trage die Paste auf das Gesicht auf und lass es für 20 Minuten einwirken, bis die Paste ganz getrocknet ist. Dann spüle die Haferflockenpaste mit lauwarmem Wasser ab und massiere die Haut dabei.

3. Eispackung und tägliche Gesichtsbäder

Mit einem Eiswürfel kühle ein- oder mehrmals täglich kurz das Gesicht für nur wenige Sekunden ab. Das steigert den Blutfluss der Haut im Gesicht, entgiftet und baut Schlacken ab. Ich habe im Gefrierfach immer eine volle Eiswürfelform stehen und erfrische morgens damit das Gesicht und Dekolleté.
Auch tägliche Gesichtswechselbäder bewirken Wunder. Dazu tauche das Gesicht eine Minute in heißes Wasser und danach 10 Sekunden in sehr kaltes.
Diesen Vorgang mehrmals wiederholen.

4. Kaffeepeeling

Ein Kaffeepeeling kannst du ganz einfach selbst machen. Mische Kaffeesatz aus biologischer Erzeugung mit Jojobaöl und massiere mit der entstandenen Paste in kreisenden Bewegungen das Gesicht und Dekolleté ein. Das Peeling entfernt tote Hautzellen, macht die Poreneingänge frei und das enthaltene Koffein sorgt für eine höhere Durchblutung.

5. Dampfbad

Wasserdampf reinigt die Poren und führt zu einer sichtbar feineren Hautoberfläche. Die Anwendung ist einfach: Halte das Gesicht über einen Topf mit heißem Wasser, decke dabei den Kopf mit einem Handtuch ab. Nach 15 Minuten wasche das Gesicht mit kaltem Wasser ab. Dieser Temperaturunterschied unterstützt die Durchblutung der Haut und sorgt für ihr vitales glattes Aussehen.

6. Apfelessig

Apfelessig wirkt als natürliches Tonikum. Er aktiviert die Haut und verfeinert das Hautbild. Naturessig enthält Mineralstoffe, Vitamine und den entgiftenden Ballaststoff Pektin.
Trage eine Mischung aus Wasser und biologischem Apfelessig 1:1 mit einem Wattepad einmal täglich für 10 Minuten auf das Gesicht auf, spüle anschließend mit kaltem Wasser ab.

7. Kamille

Kalter Kamillentee ist ein altes Hausmittel bei erweiterten Poren und Hautproblemen. Um Poren zu verkleinern wird er für die tägliche Reinigung statt Waschlotion und Seifen mit einem Waschlappen im Gesicht aufgetragen. Mit kreisenden Bewegungen werden verstopfte Poren von Schmutz befreit. Anschließend mit kaltem Wasser abspülen.

8. Aloe Vera
Frisches Aloe-Vera-Gel gehört ebenfalls zu den besten Hausmitteln bei Hautunreinheiten und Hautproblemen. Ich habe sehr gute Erfahrungen bei meiner Gesichtspflege damit gemacht. Nimm einfach ein frisches Aloe-Vera-Blatt, schneide es auf und reibe die Haut mit dem Inneren ein. Am besten besorgst du dir eine Aloe-Vera-Topfpflanze. So bist du gleich an der Quelle. Mittlerweile gibt es auch Bio-Supermärkte und einige Bio-Onlineshops, die große Blätter aus dem Süden anbieten. Trage das Aloe-Vera-Gel einmal täglich auf das Gesicht auf und lass es an der Luft trocknen. Anschließend mit kaltem Wasser abspülen.

9. Zitronensaft
Eine hervorragende Wirkung lässt sich auch mit Zitronensaft erzielen. Achtung: Zitronensaft lässt den Teint heller werden! Wenn du deine Bräune länger erhalten möchtest, dann greife lieber zu anderen Mitteln aus dieser Liste.
Einfach etwas Zitronensaft auf ein Wattepad tröpfeln und damit die großen Poren einreiben. Es kann vorkommen, dass der Zitronensaft auf der Haut kribbelt. Dies klingt jedoch schnell ab.

10. Gurkenmaske
Ein klassisches Hausmittel gegen große Poren ist die Gurkenmaske.
Dazu 1/4 einer Gurke mit der Reibe zerkleinern und einige Spritzer Zitronensaft hinzugeben. Das Ganze zu einer Paste verarbeiten, auf das Gesicht auftragen und mit einem Leinentuch abdecken. 15 – 20 Minuten einwirken lassen und mit lauwarmem Wasser abspülen. Anschließend mit kaltem Wasser erfrischen, um die Durchblutung anzuregen. Einmal pro Woche wiederholen.

Beachte: Bei fetter großporiger Haut sollte generell jede Behandlung mit kaltem Wasser abgeschlossen werden!

Hab Geduld: Die natürlichen Mittel gegen große Poren wirken langsam, aber sicher. Mit sorgfältiger, liebevoller Pflege lassen sich große Poren gut verfeinern. Wesentlich dabei ist, dass die Pflege regelmäßig und konsequent durchgeführt wird. Der positive sichtbare Effekt kommt nicht sofort, sondern manchmal nach mehreren Wochen regelmäßiger Anwendung. Dafür wirken die natürlichen Mitteln nachhaltig und helfen, die natürliche Selbstregulierung der Haut wiederherzustellen.

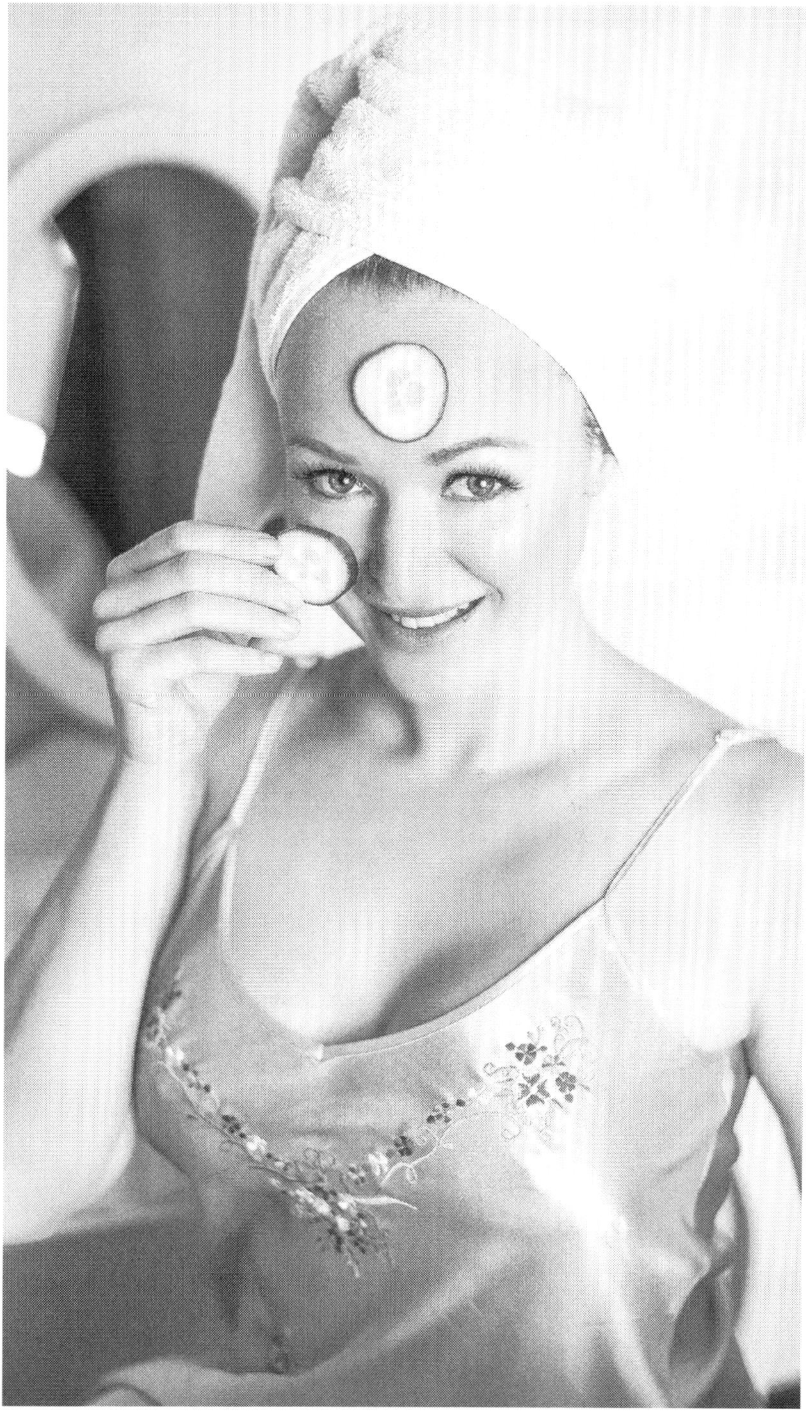

HAUTPFLEGE

Gesunde Haut braucht viel weniger Pflege, als du denkst.

Wenn die natürlichen Schutzschichten der Haut und ihre Selbstregulierungsprozesse ungestört bleiben, pflegt sie sich selbst und produziert Tag für Tag ihre eigene Hautcreme. Die Zutaten für diese Creme sind Feuchtigkeit und Fett, die durch Schweiß- und Talgdrüsen geliefert werden. Diese selbst hergestellte Hautcreme bildet eine natürliche schützende Schicht um die Haut. Damit hält sie sich elastisch, feucht und ausgewogen. Eine gesunde Haut ist imstande, durch ihren eigenen Schutzfilm mehr Feuchtigkeit zu speichern, als sie verliert. Daher ist die Erhaltung dieses Schutzfilms von oberster Priorität.
Pflegebedürftig wird die Haut dann, wenn ihre natürlichen Funktionen gestört sind. Wenn du natürlich gesunde Haut haben möchtest, ist deine primäre Aufgabe, die Selbstregulierungsprozesse wiederherzustellen und zu fördern.

Konventionelle Cremes sind nicht nur überflüssig, sondern auch schädlich.

Je mehr du die Haut eincremst, desto mehr wird sie in ihren natürlichen Funktionen gestört und desto weniger Eigenpflege kann sie ausüben. Die Nervensensoren nehmen die Hautoberfläche als bereits genährt und gesättigt wahr und geben das Signal an die Talgdrüsen weiter, dass keine Notwendigkeit zur Talgproduktion besteht.

Nachtpflegeprodukte, besonders die teuren und wirkungsintensiven, stören die Hautfunktionen extrem stark. In der Nacht hat die Haut ihre Regenerations- und Ausscheidungsphase. Um sich zu regenerieren und ihre Aufgaben ungestört zu erledigen, sollte sie nicht von außen mit fremden Stoffen belastet werden.

Wenn die Haut eine zusätzliche Pflege braucht, dann nur am Anfang der Umstellung zur sanften Unterstützung. Hier reicht ein natürliches Mittel wie Aloe Vera, Jojobaöl oder Sheabutter. Die jahrzehntelang mit chemischen Kosmetika behandelte Haut kann manchmal nicht so schnell zu ihren Funktionen zurückfinden und braucht Unterstützung. Doch diese sollte dezent und maximal einmal am Tag erfolgen. Mit der Zeit kann die Unterstützung reduziert werden.
Auch die teuersten Hautpflegeprodukte schließen die Anwesenheit von bedenklichen oder sogar nachweislich gesundheitsschädlichen Chemikalien nicht aus. Im Gegen-

teil, in vielen der teuersten Cremes und anderen Pflegeprodukten stecken fast schon routinemäßig hormonverändernde und krebserregende Substanzen.
Hilfreich für die Haut sind dagegen Mittel aus der Natur: Sie wirken im Einklang mit den Funktionen der Haut. Es beginnt bei der Reinigung, die den Schutzfilm schont, unterstützt und auf natürliche Weise pflegt. Bei der Pflege unterstützen natürliche Rohstoffe wie Früchte, Gemüse und Öle sanft die hauteigenen Prozesse.

DIE HAUT NATÜRLICH PFLEGEN

1. Durchblutung

Pflege Nummer 1 für die Haut ist eine gute Durchblutung. Wenn die Haut ausreichend durchblutet ist, ist sie gut genährt, straff und hat einen schönen Teint. Besonders für trockene Haut sind durchblutungsfördernde Routinen eine große Hilfe. Dabei werden die Kapillaren aktiv und die Haut bekommt wertvolle Nährstoffe von innen geliefert. Dabei sollst du natürlich darauf achten, dass du vitale lebendige Nahrung zu dir nimmst, denn die kommt auch deiner Haut zugute.

Wie kannst du die Durchblutung fördern?

Trockenbürsten

Trockenbürsten ist gleichzeitig Peeling und Ankurbeln des Stoffwechsels. Die Haut wird aktiviert und von abgestorbenen Hautzellen befreit. Und das ohne jegliche Chemie und kostenlos! Die Technik des Trockenbürstens findest du in Abschnitt 9.2.
Für das Gesicht gibt es spezielle kleinere Naturbürsten aus Holz oder anderen ökologischen Materialien. Massiere das Gesicht mit sanften kreisenden Bewegungen und bewege dich dabei von innen nach außen: von der Nasenwurzeln oder Stirnmitte zu den Schläfen, vom Kinn zu den Ohren. Wasche die Bürste nach jedem Gebrauch, damit sich keine Bakterien und Schmutz ansammeln, die du bei der nächsten Behandlung wieder in die Haut reibst. Nach der Behandlung wasche das Gesicht mit kaltem Wasser, um die Hautschüppchen abzuspülen.

Wechselduschen

Wechselduschen sind ebenfalls eine günstige und geniale Maßnahme zur Förderung der Hautdurchblutung und -verjüngung. Wie du sie für den Körper durchführst, lies in Abschnitt 9.3. Das gleiche kannst du auch im Gesicht anwenden.
Für den Frischekick am Morgen kannst du auch eine von Pfarrer Kneipp abgeleitete Methode anwenden. Lege ein Handtuch um den Hals und beuge dich nach vorne über die Badewanne oder das Waschbecken. Führe den kalten Wasserstrahl von der

rechten Schläfe über die Stirn zur linken Schläfe und wieder zurück. Dreimal an der rechten Gesichtshälfte, dreimal an der linken abfahren. Anschließend umkreise das gesamte Gesicht dreimal mit dem Wasserstrahl. Nach dem Guss tupfe die Haut nur leicht ab. Diese Prozedur erfrischt auch müde Augenpartien und verleiht der Haut Spannkraft, die Haut sieht frisch und rosig aus.

Sauna

Einmal pro Woche in die Sauna oder ins Dampfbad zu gehen, hilft eine Verbesserung der Durchblutung zu erzielen, besonders wenn du nach jedem Saunagang die Haut mit eiskaltem Wasser oder Eis 10 Sekunden lang aktivierst. Im Wechsel von Hitze, Abkühlung und Ruhe lernen die Gefäße besser zu arbeiten. Vor allem fettige, großporige und zu Unreinheiten neigende Haut profitiert vom Schwitzen.
Sie wird gereinigt und durch den anschließenden kalten Guss ziehen sich die Poren zusammen – das Hautbild wird verfeinert. Die Haut bleibt länger jung und glatt und das Hautbild wird verbessert.

2. Öl

Besonders am Anfang und bei rauer und spröder Haut ist ein natürliches Öl für die Haut sehr hilfreich. Für die Gesichtspflege eignen sich am besten Argan-, Avocado-, Jojoba, Mandel-, Nachtkerzen- und Traubenkernöl. Vom Kokosöl im Gesicht ist abzuraten, da es manchmal komedogen wirkt. Dafür ist das Kokosöl wunderbar für die Körperpflege. Aber auch andere biologische kaltgepresste Öle sind geeignet.
Ein Öl wird von der Haut langsam aufgenommen und in den Stoffwechsel eingearbeitet. Dadurch wird die Haut optimal unterstützt, geschützt und gepflegt.
Auch der Feuchtigkeitshaushalt wird auf diese Weise reguliert. Übertreibe jedoch nicht damit, nutze das Öl sparsam und maximal einmal täglich. Trage unmittelbar vor dem Schlafengehen nichts auf und lass die Haut in der Nacht atmen und sich selbst regenerieren.

3. Aloe Vera

Frisches Aloe-Vera-Gel ist ein weiterer Geheim-Tipp zur natürlichen Hautpflege.
Es pflegt die Haut, ohne sie zu belasten oder in ihrer Funktion zu stören. Außer zur regelmäßigen Pflege ist es bei Sonnenbrand, gereizter Haut, Wunden, Verbrennungen, Juckreiz und Ekzemen äußerst wirksam. Am effektivsten ist das Gel aus dem frischen Blattmark. Ich schneide mir vor jedem Gebrauch von meiner Topfpflanze ein 2 cm langes Stück ab, schneide es in zwei Teile und reibe das Innere des Blattes in Gesicht, Hals und Dekolleté ein. Bei extrem trockener Haut kannst du das Blattmark 1:1 mit einem Öl mischen.

KUREN UND MASKEN FÜR GESICHT UND DEKOLLETÉ

Gesichtsmasken kannst du ebenfalls ganz einfach und preisgünstig zu Hause selbst herstellen. Dafür sind nur ganz wenige Zutaten erforderlich, oft kannst du sie schon in deiner Küche finden. Die selbstgemachten Gesichtsmasken bringen denselben Effekt wie den Besuch eines Schönheitssalons; und dabei ersparst du dir die Zeit, das Geld und die chemische Belastung.

Avocado Maske

Die Avocado ist vor allem bei trockener Haut ein guter Tipp. Einfach eine halbe Frucht zerkleinern, ein paar Tropfen Zitronensaft dazugeben und die Paste auf die Haut auftragen. Nach etwa 20 Minuten mit lauwarmen Wasser abwaschen und kalt abspülen.
Wenn du unreine oder fettige Haut hast, gib in die Gesichtsmaske 1 – 2 Tropfen Teebaumöl. Seine reinigende und antibakterielle Wirkung sorgt für ein reineres Hautbild.

Obst und Gemüse

Obst und Gemüse bieten viele Inhaltsstoffe, die sich auch für Naturkosmetik eignen. Wenn du deine Haut natürlich pflegen möchtest, findest du in der Küche viele Helfer. Vielleicht wird es erstmal etwas gewöhnungsbedürftig erscheinen, Sachen, die du isst, als Kosmetika zu verwenden. Sie stellen jedoch viele teure Kosmetikprodukte mit ihrer Wirkung in den Schatten.

Die Gurke ist der Klassiker für die Gesichtspflege. Sie besteht zu 95 % aus Wasser und enthält jede Menge Mineralstoffe. Sie ist für ihre vitalisierende, glättende und hautreinigende Wirkung bekannt. Für die Maske schneide die Gurke in dünne Scheiben und trage sie für 20 Minuten auf Gesicht, Hals und Dekolleté auf.
Leg jeweils eine Gurkenscheibe auf die Augen, ein Handtuch unter den Kopf und entspann dich für 20 Minuten.

Weitere gute essbare Zutaten für die Maske sind Papaya, Mango, Wassermelone, Melone, Erdbeere und Banane.
Du kannst Obst oder Gemüse für die Maske auch zu einem Brei im Mixer verarbeiten und dann als Maske auflegen. Der Brei ist jedoch oft zu flüssig, so dass du ein Bindemittel brauchst, damit dir die Maske nicht wegläuft. Als Bindemittel eignen sich z. B. Heilerde oder Hafermehl. Du kannst dir das Hafermehl selbst frisch zubereiten, indem du körnige Haferflocken in einer Kaffeemühle oder einem Mixer fein zermahlst.

Bleibt beim Gurkenschneiden für den Salat ein Stück übrig, reibe ich zwischendurch damit das Gesicht ein. Das vitalisiert und strafft.

Öl-Kur
Dazu sind Oliven-, Mandel-, Jojoba-, Weizenkeim-, Nachtkerzen-, Hanföl und viele andere Öle gut geeignet. Erwärme das Öl jedoch nicht über 40 °C, so dass noch alle Enzyme erhalten bleiben. Tränke darin auf die entsprechenden Hautpartien zugeschnittene Baumwoll- oder Leinstoffteile und lege sie für 30 Minuten auf die Haut. Danach tupfe das überschüssige Öl mit einem Wattepad oder einem Tuch ab. Denke daran, dass je mehr du der Haut gibst, desto weniger tut sie selbst.
Daher sollten die Kuren auf 2- bis 3-mal im Monat beschränkt bleiben.
Jede Haut ist einzigartig, sie hat ihre eigenen Bedürfnisse und Vorlieben. Sei achtsam und höre auf die Sprache deiner Haut. Mit der Zeit findest du die Pflege, die deine Haut am besten unterstützt und in Balance bringt.

*Behalte immer dieses Motto im Kopf:
Schmiere nichts auf deine Haut,
das du nicht essen würdest!*

Typische Sprüche der Werbeindustrie sind „Ich bin es mir wert", „Sie wirken der Hautalterung entgegen", „Die Hautfunktion lässt nach".
Lass dir nichts einreden. Erstens beziehen sich diese Aussagen auf die Fleisch- und Kochkostkonsumenten. Wer sich natürlich ernährt, laugt die Reserven des Organismus nicht so schnell aus und verbraucht keine wertvollen, lebendigen Enzyme, um das ganze Lebenskraft raubende unnatürliche Futter zu verarbeiten. Zweitens ist Angst das wirkungsvollste Instrument der Industrie, das die Menschen unter Kontrolle hält und ihre Sichtweise und Verhalten steuert. Lass dich nicht von Angst unter Kontrolle halten und gestalte deine Hautpflegeroutine nach deinen Regeln und den Funktionsweisen deiner Haut!

Weitere Maßnahmen, um deine Haut chemiefrei salonfähig zu machen:
Falls du immer noch Fast Food, weiße Brot- und Backware, Fleisch, Milch und Zucker isst, stelle deine Ernährung um! Vermeide diese Produkte und schenke deiner Entgiftung deine Aufmerksamkeit! Wenn du Lust und Motivation hast, beschäftige dich noch eingehender mit Ernährung, z.B. mit veganer Rohkost und der richtigen Lebensmittelkombinationen, siehe Teil I des Buches.
Trinke viel gutes, reines Wasser. Das wäscht die Zellen und macht die Haut schön straff. So schwer es fällt, höre auf, die Haut mit chemischen Substanzen

zu beschmieren! Versuche so viel wie möglich an der frischer Luft zu trainieren. Laufe statt auf dem Laufband im staubigen Fitnessstudio lieber draußen im Stadion oder im Park! Praktiziere tiefe Atmung!

Ab jetzt kann alles nur besser werden. Deine Haut kann wieder atmen. Vielleicht wird sie am Anfang durch Pickel, Rötungen oder extreme Trockenheit oder Fettigkeit die über Jahre gesammelten chemischen Altlasten auswerfen. Heiße diese Selbstreinigungen willkommen und sei dankbar, dass dein weiser Körper diese Aufgabe von ganz allein übernimmt. Unterstütze ihn immer weiter mit einer lebendigen und reinigenden Ernährung und positiven Gedanken.

MAKE-UP

Der Wunsch der Menschen nach Verschönerung und Pflegeritualen besteht schon, seit die Menschheit existiert. Uns zu verschönern liegt uns also definitiv im Blut, und wenn du es tust, um dezent deine Persönlichkeit und deine Individualität zu unterstreichen, spricht nichts dagegen.

Doch du solltest nicht zum Opfer der Werbung von Kosmetikprodukten werden, sondern deiner selbst bewusst die Sache mit der Verschönerung angehen. Die Industrie hat nämlich eine riesige Vorarbeit in Sachen Aussehen geleistet. In unserer Gesellschaft gehört es wie selbstverständlich dazu, dass eine Frau, die ihr Äußeres pflegt und ihr Gesicht schminkt. Viele Frauen trauen sich ungeschminkt gar nicht auf die Straße. Ist das nicht absurd?

Industrie und Modewelt geben uns in den Hochglanzmagazinen ein Bild vor. Doch diese Vorbilder verbringen mehrere Stunden vor den Shootings und Auftritten bei einem Team aus Stylisten und Visagisten und sind Wochen zuvor auf einer strengen Diät. Ungestylt sehen sie nicht viel anders aus als du und ich. Glaube mir, ich war über 10 Jahre in dem Business und weiß, wovon ich spreche. Warum also diesem falschen Wahn und der nichtexistierenden Schönheit nacheifern? Es wird Zeit, uns von dem Druck der Modeindustrie zu befreien und eine eigene Vorstellung von Schönheit zu schaffen!

Erinnern wir uns, dass alle konventionellen und Markenkosmetika die Gesamtpalette an oben beschriebenen Giftstoffen enthalten und gesundheitliche Risiken darstellen. Besonders die modernsten Erfindungen der lang haftenden Lippenstifte haben einen großen chemischen Farbstoff-, Silikon- und Paraffingehalt. Sie versiegeln die Lippen und die Haut und hindern sie zu atmen. Nachdem ich ganze vier Monate in Asien

keine chemischen Lippenstifte mehr benutzt und dann für eine Show wieder aufgetragen habe, bemerkte ich sofort, wie schädlich es für meine Haut ist.
Die Lippen wurden sofort trocken, schuppig und schmerzhaft rissig! Dabei lassen sich die ganzen chemischen Lippenstifte ganz einfach und ohne jegliche Verluste durch Bio-Lippenstifte aus natürlichen Inhaltsstoffen ersetzen. Diese bestehen aus natürlichen Ölen und Erdpigmenten statt chemischen Farbstoffen.
Besonders bei Wimperntusche rate ich dir, nachzudenken und eine Alternative mit minimalem Anteil an Schadstoffen zu besorgen. Die Wimpern wurden uns von der Natur vorgesehen, das Auge von Fremdstoffen zu schützen; und wir tragen eine Unmenge aus Farb- und Konservierungsstoffen, anderen bedenklichen Giftstoffen und sogar giftigen Quecksilberverbindungen in Form von Wimperntusche auf die Wimpern. Diese ganzen Stoffe gelangen über das Auge und den Tränenkanälen viel schneller in den Körper als über die Haut. Was weiter passiert, kannst du dir schon vorstellen. Falls du trotzdem nicht bereit bist, jetzt alles komplett abzulegen, dann wähle das weniger Schädliche von allem.

Von der selbstgemachten Schminke halte ich nicht viel. Sie ist mir zu aufwendig und zu unzuverlässig. Wenn es schon wirklich sein muss und ich mich für die Bühne, Fotosession oder einen eleganten Abend schminke, nutze ich Naturkosmetik, z. B. von Dr. Hauschka. Es gibt heutzutage eine riesige Auswahl an Naturkosmetik-Labels. Ich habe mit ganz günstigen naturkosmetischen Schminksachen eher schlechte Erfahrungen gemacht. Sie zerlaufen sehr schnell. Minimiere deine Schminke auf ein paar sehr gute, qualitative Lieblingsprodukte.

ABSCHMINKEN

Abschminken mit Öl ist eine sanfte, hautschonende und natürliche Methode. Sie ist sehr effektiv, gründlich und hat einen Pflegeeffekt. Das chemische Abschminkmittel und die darauffolgende Pflege kannst du dir sparen! Was du brauchst, ist einzig ein gutes kaltgepresstes Öl (Oliven-, Distel-, Jojoba, Traubenkern-, Mandelöl oder ein anderes deiner Wahl), 1 – 2 Bio-Wattepads und ein weiches Tuch oder Waschlappen. Kokosöl ist ebenfalls super für das Abschminken von Augenpartien. Bei der restlichen Gesichtshaut wirkt es bei manchen jedoch komedogen, das heißt es kann Hautunreinheiten verursachen. Bei der Auswahl eines passenden Öls lohnt es sich, viel Wert auf die Qualität zu legen – es geht schließlich um deine empfindliche Augenpartie und deine liebste Gesichtshaut. Ein gutes Öl in Bioqualität bekommst du zum Beispiel im Reformhaus, im Biomarkt oder einem guten Bio-Onlineshop.
Achte darauf, dass es keine künstlichen Aromen oder sonstige Zusatzstoffe enthält, da diese die Augen reizen könnten. Die Öle vollbringen großartige Arbeit und entfer-

nen auch wasserfestes Make-up blitzschnell, ganz ohne deine Haut mit Chemie oder hautreizenden Stoffen zu belasten.

Vorgehen

Tränke das Wattepad mit Olivenöl und fahre damit mehrmals sanft über die geschlossenen Augen und das Gesicht. Dann wasche dein Gesicht mit warmem Wasser (Seife brauchst du nicht unbedingt), massiere das Öl vorsichtig ein und tupfe es hinterher mit einem trockenen Tuch oder Waschlappen ab. Danach brauchst du das Gesicht nicht einmal einzucremen. Der Pflegeeffekt des Öls macht sich meist schon am nächsten Tag bemerkbar. Und du hast die Nachtcreme gespart!

NATÜRLICHE LIPPENPFLEGE

Wie du die Zeichen deiner Lippen verstehst

Wenn du sehr trockene, teilweise aufgesprungene Lippen hast, obwohl es draußen nicht kalt ist, dann steckt ein überlastetes Verdauungssystem dahinter. Grund dafür ist, dass der Darm versucht, den Körper vor Schadstoffen zu schützen, indem er sie verstärkt ausscheidet. Dies ist immer mit einem Wasserentzug verbunden, was zu rissigen Lippen führt.
Lippen sind generell Angelegenheiten von Dickdarm, Dünndarm und Magen.
Die Oberlippe hat Nervenenden, die mit dem Dünndarm und dem Magen verbunden sind. Die Unterlippe zeigt den Zustand des Dickdarms an. Die Art der Ernährung soll im Laufe des Lebens sogar die Lippenform verändern.

Die Hauptgründe für Lippenprobleme:

1. **Dehydrierung**. Rissige und trockene Lippen sind oft ein Anzeichen von Wassermangel.
2. **Verstopfung** durch zu viel trockene Nahrungsmittel und Salz.
3. Es kann auch daran liegen, dass der Verdauungstrakt von **Mikroben, Pilzen und Parasiten** stark befallen ist.
4. Wenn die Lippen blass sind, kann das auf eine **schwache oder gefährdete Durchblutung in der Darmregion, schlechte Nährstoffaufnahme und verringerte Magensäure** hinweisen.

Ich merke es bei mir selbst. Wenn ich Verdauungsstörungen habe oder zu wenig Wasser trinke, bekomme ich sofort trockene und rissige Lippen. Beobachte es selbst und du wirst den Zusammenhang erkennen! Somit sind alle Lippenprobleme Magen-Darm-Probleme und die Lösung liegt in der Veränderung der Ernährung.

Um gesunde und schöne Lippen zu erhalten:

1. **Verändere nachhaltig deine Ernährung!**
   Eliminiere tierische Produkte, gekochte und stark verarbeitete unnatürliche Nahrung (Brot, Kekse, Kräcker, Fast Food, Alkohol, Kaffee und Nikotin) von deinem Speiseplan. Meide Lebensmittel mit vielen Konservierungsstoffen, denn oft ist der Darm mit der Verarbeitung von zu vielen naturfremden Substanzen überfordert. Wenn du dich schon rohköstlich ernährst und das Problem trotzdem hast, iss weniger Trockenobst und Nüsse und achte auf die Reihenfolge und die Kombination der Lebensmittel. Iss mehr rohe unverarbeitete Bio-Lebensmittel, siehe Teil I.

2. **Mache Detox!**
   Entschlackung kann ein Wunder bewirken. Dabei helfen Grüne Säfte und Smoothies. Saftfasten wenigstens an einem Tag in der Woche wird deinem Körper Zeit zur Reinigung und für Erholung geben.

3. **Trinke ausreichend Wasser.**

4. **Nimm Probiotika und natürliche antibakterielle und antivirale Mittel zu dir,**
   z. B. Ingwer, Knoblauch, Thymian, Kurkuma.

5. **Bewege dich mehr an der frischen Luft.**
   Bewegung lässt den Darm besser arbeiten, was sich auch auf deine Lippen positiv auswirkt.

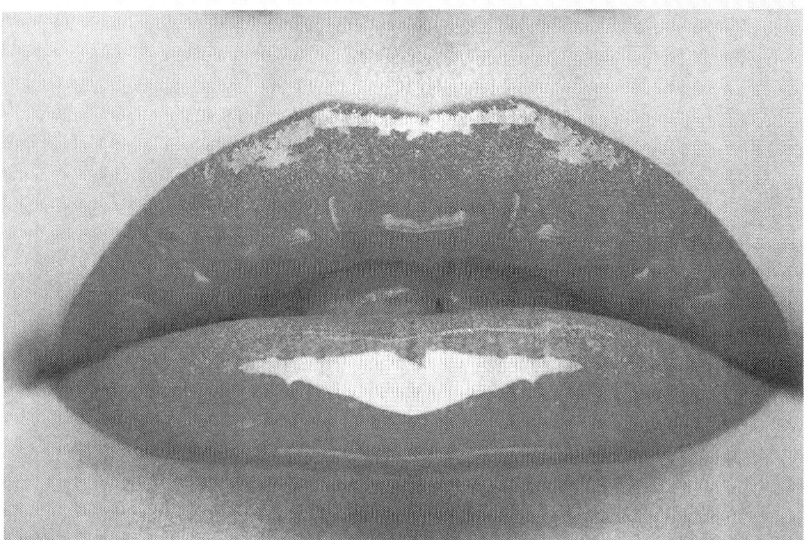

Der kosmetische Aspekt

Lippen benötigen besondere Pflege, nicht nur in der kalten Jahreszeit.
Es gibt unglaublich viele Lippenstifte und Lippenbalsame auf dem Markt und sehr viele davon haben Zutaten, die nicht gesund sind und nichts auf den Lippen zu suchen haben.

Herkömmliche Lippenpflegestifte enthalten den Stoff **Petroleum Derivat Paraffinum**, auch als **Petrolatum** oder **mineral oil** bekannt. Dieser Zusatzstoff hat eine extrem seidig-weiche Konsistenz, die dir bereits beim Auftragen ein Gefühl von superweicher Haut vorgaukelt. Diese Zutat findet sich übrigens in fast allen Kosmetika wieder – in allem, was eine seidenzarte glatte Haut zu zaubern verspricht: in Seifen, Cremes und industriell hergestellten Kosmetikölen. Die herkömmlichen Lippenpflegestifte, selbst die aus der Apotheke, enthalten diesen Zusatzstoff. Allerdings ist das zarte, seidige Versprechen nur ein gemeiner und oberflächlicher Schein. Petroleum Derivat Paraffinum sorgt zwar zuerst dafür, dass sich die Lippen zart und geschmeidig anfühlen, sobald man aber mit der Pflege aufhört, fühlen sich die Lippen trockener an als vor der Behandlung. Dies verleitet dich dazu, immer wieder nachzuschmieren. Als Folge kann die Haut durch die permanente Behandlung nicht atmen, weil ihre natürliche Funktion, sich selbst zu regenerieren, blockiert wird.

Je mehr du von dem Pflegestift verwendest, desto mehr trocknet deine Haut aus – ein Teufelskreis!

Andere in der Lippenpflege eingesetzte Zutaten sind beispielsweise Arachidyl Propionate, Cetyl Alcohol, Parfüm, Isopropyl Lanolate, Isopropyl Myristate, Lanolin, Light mineral oil, Methylparaben, Octyldodecanol, Propylparaben und Wachs.
Das hört sich nicht nur rein intuitiv ungesund an.

Lippen sind voll von Nervenenden, was sie sehr sensibel macht. Sie brauchen eine reine, natürliche und schonende Pflege. Denk an die Grundregel der natürlichen Schönheit: Schmiere nichts auf die Haut, das du nicht essen würdest!
Ich habe für dich einige ausgezeichnete Alternativen zum herkömmlichen Pflegestift, die nachhaltig, schützend und feuchtigkeitsspendend sind, gesammelt.

Sheabutter ist ein wahres Wundermittel für deine Lippen. Besonders bei kaltem, windigem Wetter ist sie gut geeignet. Sie nährt, schützt, gibt Feuchtigkeit und beugt dem Austrocknen vor. Fülle etwas Bio-Sheabutter in ein kleines Döschen – so hast du einen natürlichen Lippenbalsam immer bei dir!
Kokosöl ist auch wunderbar für die Lippen. Neben den heilenden und

feuchtigkeitsspendenen Eigenschaften ist es als natürlicher Lipgloss perfekt geeignet.

Rizinusöl ist ein Genie für die Nachtpflege. Vor dem Schlafengehen ordentlich auf die Lippen auftragen und etwas einmassieren. Es zieht sehr schnell ein und macht schöne volle, rosarote Lippen am nächsten Morgen. Ich habe Rizinusöl vor kurzem für mich entdeckt und frage mich, warum ich das nicht schon vorher getan habe.

Bei allen oben genannten Ölen sollen es kaltgepresste Öle in Bio-Qualität sein, damit du die beste Wirkung erzielst. Bedenke: Du bist das Wertvollste, das du hast, und du hast nur das Beste verdient.

Der letzte Geheimtipp: Um deine Lippen rot, feucht und gesund zu halten, ist die beste Waffe Rohkost. Besonders Grüne Säfte und Smoothies werden deine Lippen von innen nähren und hydrieren.

DEIN NATÜRLICHER DUFT

LEBEN OHNE DEO

Dieses Kapitel spricht ein sensibles Thema an: Körpergeruch. Der moderne gepflegte Mensch schwitzt nicht und riecht nicht unter den Achseln. Dafür ist er bereit, sich einer Menge Chemie auszusetzen und seine Gesundheit aufs Spiel zu setzen.
Hier erfährst du, warum herkömmliche Deos schädlich sind, warum der Umstieg auf selbstgemachte Deos bzw. der völlige Verzicht die bessere Alternative ist und wie du problemlos deofrei leben kannst.
Vor ca. 10 Jahren, als ich nicht einmal von Rohkost wusste, war ich ein ehrgeiziges Mitglied einer schönen Tanzschule. Die Inhaberin und Modern-Jazz-Lehrerin war mein absolutes Vorbild. Sie erzählte beiläufig davon, dass sie kein Deo benutze, da es schädlich sei und Brustkrebs verursachen könne. Ich fand das sehr mutig, war aber zu diesem Zeitpunkt nicht soweit, um auf Deo zu verzichten. Jetzt, nach so vielen Jahren, bin ich nun auch deofrei und schreibe selbst darüber.

Seit Anfang 2013 verzichte ich vollständig auf konventionelle Antitranspirantien und Deodorants. Ich mache mir mein Deo selbst oder ich benutze einfach gar keins. Wofür der Aufwand, wenn Supermärkte und Drogerien voll damit sind und ein superduftendes Deo nur ein paar Euros kosten? Was ist so schlimm daran?

Es gibt schließlich auch Bio-Deodorants. Außerdem will ich nicht mein Image, meinen Freundeskreis, Arbeits- oder sonstige Beziehungen riskieren, weil ich unangenehm rieche.

Leider sind sich nur wenige bewusst darüber, dass Deos, mit denen die Regale der Supermärkte gefüllt sind und die so aktiv von der Werbung propagiert werden, unserem Körper einen großen Schaden anrichten. Tatsächlich benutzen die meisten Menschen, auch viele Rohköstler, viel öfter und viel mehr Deo, als eigentlich nötig wäre – aus Gewohnheit. Sie haben sich nie darüber Gedanken gemacht. Meistens lautet das Motto: Viel hilft viel. Im Fall von chemischen Deos muss man leider sagen: Viel schadet viel.

Fast jedes Deo im Supermarkt enthält zahlreiche Substanzen, deren gesundheitliche Auswirkungen nicht genau bekannt sind, u.a. Aluminium, Parabene, Propylenglycol, Triclosan, Phthalate, Farbstoffe, chemische Duftstoffe u.v.m. Sie gehören zu den alltäglichen versteckten Gefahren, deren Wirkung wir nicht unmittelbar spüren und die trotzdem gravierenden Einfluss auf unsere Gesundheit haben können.
Dies ist umso nachteiliger, weil die Haut unter den Achseln besonders empfindlich ist. Unsere Haut absorbiert jedes auf sie aufgetragene Produkt, deswegen müssen wir gut über die Eigenschaften der Produkte informiert sein und sie mit Vorsicht benutzen. Lass dir von der Werbung nichts andrehen. Diese 48- bis 72-Stunden-Formeln sind die totalen Chemiebomben und du willst nicht wissen, was da alles drinnen ist.

WORAUF BASIERT DIE WUNDERWIRKUNG VON DEOS?

Fast alle Deos enthalten Aluminiumsalze, weil sie die Schweißporen verstopfen und man so weniger schwitzt. Aluminium steckt auch in vielen Kosmetikprodukten. Dabei ist es in hohen Dosen ein Nervengift. Aluminium wird normalerweise über die Nieren ausgeschieden, reichert sich im Laufe des Lebens aber im Körper an, vor allem in der Lunge und dem Skelettsystem. Seit einigen Jahren wird vermutet, dass Aluminium das Risiko von Brustkrebs erhöhen und Alzheimer verursachen kann. [8]
Außerdem wurde in sehr vielen Produkten Diethylphthalat gefunden. Es steht im Verdacht, Leber, Nieren und Fortpflanzungsorgane zu schädigen und wie ein Hormon zu wirken. Als Emulgatoren werden nicht selten PEG und PEG-Derivate eingesetzt, die die Haut durchlässiger machen – so gelangen die Schadstoffe schneller in deinen Körper.
So gesehen ist ein Antitranspirant kein Hygieneprodukt. Du fühlst dich vielleicht

sauberer und frischer, wenn du es benutzt, du bist es aber nicht. Es verstopft die Poren und überdeckt tatsächlich vorhandene Körpergerüche, die immer nur ein Indikator deiner inneren Gesundheit und Lebensweise sind. Kein Deo zu benutzen bedeutet also nicht unhygienisch zu sein, sondern eher das Gegenteil.
Ist es das wirklich wert? Ich glaube, die gesundheitlichen Auswirkungen können hierbei niemals den sozialen Auswirkungen hintenan stehen.
Sogar Produkte einiger Bio-und Naturmarken beinhalten schädliche Zutaten, nur in geringeren Mengen oder benutzen deren Analoga. Naturkosmetik kann auch bis zu 49% chemische Stoffe (z. B. Konservierungsstoffe, Emulgatoren) enthalten.
Die Bezeichnung „Bio" und „Natur" wird gerne verwendet, wenn 1 oder 2 natürliche Inhaltsstoffe im Produkt sind, die intensiv umworben werden.

DEO-ALTERNATIVEN

Vorsicht ist besser als Nachsicht und es gibt zum Glück immer natürliche Alternativen. Von Eigenschaften und Wirkung sind sie nicht schlechter und oft sogar besser als die Massenprodukte. Die Technologie der Deo-Zubereitung ist einfach und nimmt nicht viel Zeit in Anspruch. Der Hauptvorteil ist, dass sie nicht gesundheitsschädlich sind.
Es gibt recht viele Deorezepte im Internet, ich habe die einfachsten und wirkungsvollsten ausgesucht und getestet. Im Grunde werden immer die gleichen 4 Hauptzutaten verwendet.

Deopaste

- 2 Teile Kokosöl oder Sheabutter oder eine Mischung aus beiden
- 1 Teil Natron
- 1 Teil Stärke
- nach Bedarf: Duft z. B. hautverträgliche ätherische Öle (Lavendel, Minze, Zimt, Zitrone, Orange, Ylang Ylang)

Für eine geringe Probemenge kannst du 1 Teil als 1 TL umrechnen, für eine größere Menge nimmst du z. B. 2 oder 3 EL oder eine ½ Tasse.

Natron und Stärke vermischen, das Kokosöl bzw. die Sheabutter zum Pulver geben und gut mit einer Gabel verrühren, nach Wunsch Duftöl hineintröpfeln. Vorsicht: Ätherische Öle nur tröpfchenweise dazugeben! Danach einen Holzlöffel nehmen und gründlich zu einer homogenen Masse zerdrücken. In ein Glasdöschen füllen und schon ist es fertig!

Deostick

- 80 g Stärke
- 40 g Natron
- 5 – 6 TL Kokosöl
- 5 Tropfen Zitronenöl
- 5 Tropfen Teebaumöl

Alles homogen vermischen und die Masse in den leeren Deobehälter füllen.
Dieses Deo wird im Kühlschrank aufbewahrt, damit es bequemer in der Handhabung ist. Nach 2 Tagen wird die Masse hart und bereit zum Einsatz. Es ist sparsam, absolut ungefährlich und verhindert nicht die Schweißbildung, wie herkömmliche Antitranspirantien es tun, sondern saugt dank der Stärke die Flüssigkeit ein.
Du wirst einige Zeit brauchen, um dich an dieses selbstgemachte Deo zu gewöhnen, doch es lohnt sich auf jeden Fall!

Tipps zur Benutzung
Drücke es nicht ganz so fest an die Haut wie gekaufte Deosticks. Bei richtiger Benutzung ist es praktisch unsichtbar und die Wirkung hält lange an. Trage es dünn auf. Bei empfindlicher Haut, den Stärkeanteil vergrößern und den Natronanteil verringern.

Deospray

- 60 ml distilliertes Wasser
- 4 Tropfen Teebaum- oder Orangenöl (oder anderes Öl nach Wahl)

Alle Zutaten gründlich vermischen und in eine Glassprühdose füllen.

Einfach Öl

- Kokosöl
- ein ätherisches Öl, z. B. Sanddorn-, Teebaum-, Chinesisches Minzöl

Minimalistische Variante: Einfach ein bisschen auf die Finger nehmen und unter die Achseln reiben. Das gibt ein angenehmes Frischegefühl, pflegt die Haut und hält sehr lange. Vielleicht ist dies genau das Richtige für dich.

Zusammenfassung
Natron als Hygienemittel für die Achselhautpflege hat einzigartige Eigenschaften. Nicht nur neutralisiert es Gerüche, sondern es reduziert auch die Aktivität schlechter Bakterien. Mit der Zeit hören die Achselareale auf schlechte Gerüche zu bilden. Die Anwendung eines solchen Deos nur einmal die Woche hat prophylaktischen Charakter.

Selbstgemachte Deos kann man gefahrlos ohne zusätzliche Konservierungsstoffe in einem Glasbehälter bei Zimmertemperatur ca. 3 Monate aufbewahren, am besten jedoch im Kühlschrank. Allgemein ist es besser, keine großen Mengen vorzubereiten und jeden Monat frische herzustellen.

Stärke absorbiert schnell die Feuchtigkeit. Dank ihr bleiben die Achseln lange trocken, auch bei intensivem Schwitzen.

Ätherische Öle haben desodorierende und antiseptische Eigenschafen. Zusammen mit Natron hemmen sie die Vermehrung von Bakterien, die unangenehme Gerüche verursachen.

Bitte beachten!
Vereinzelt kann Natron leichte Hautreizungen hervorrufen. Bei den Mengen, die in den Rezepten vorgeschlagen werden, gibt es in der Regel keine Folgen. Aber wenn du eine Reaktion bemerkst, reduziere die Natronmenge. Suche immer qualitative ätherische Bio-Öle aus. Öle schlechter Qualität können Hautreizungen hervorrufen. Am besten vor der Deozubereitung das Duftöl einzeln testen, ob es allergische Reaktion hervorruft. Wenngleich Natron auch als natürliches Mineral vorkommt, ist das im Handel erhältliche Natron üblicherweise technisch hergestellt. Ich sehe es jedoch als geeigneten Bestandteil eines selbstgemachten Deos für den Übergang. Wer komplett natürlich in dieser Hinsicht sein möchte, befolgt den nachfolgenden Abschnitt „Kein Deo".

Kein Deo
Dies ist noch minimalistischer als einfach Öl. Immer mehr Menschen bekennen sich übrigens dazu, kein herkömmliches Deo zu benutzen, auch Stars wie Cameron Diaz, Bradley Cooper und Matthew McConaughey. Wer auf Deo verzichten will, sollte mehr noch als früher auf seine Ernährung und Körperpflege achten. Damit meine ich vor allem: clean eating und waschen! Wenn es weniger warm ist braucht man eigentlich kein Deo.

ERNÄHRUNG UND KÖRPERGERUCH

Bei allen hundert Millionen Dollars, die jährlich für Hygiene und Deos ausgegeben werden, wundert es mich, dass es kaum Diskussionen über die Reduzierung von Körpergeruch bei Ernährungsumstellung gibt.

Dabei könnte es einfacher kaum sein: Was dein Körper ausdünstet, reflektiert, was du ihm gegeben hast.

Fleisch, Milchprodukte und Eier sind die größten Verursacher von schlechtem Schweißgeruch. Es gibt jedoch auch Vegetarier und Veganer, die schlecht riechen. Das liegt daran, dass sie sich trotz des Verzichts auf Tierprodukte extrem ungesund ernähren (zu viele verarbeitete Nahrung, veganes Junkfood). Wenn du dich zum größten Teil oder komplett roh und natürlich ernährst und dein Essen gut kombinierst, dann sollte dein Körpergeruch eher angenehm sein. Vegane Rohkost-Ernährung ist das innere Deodorant. Chlorophyll und andere Phytonährstoffe reinigen dich von innen.

Wie du Geruch vermeidest

1. Ernähre dich von rohen, naturbelassenen Lebensmitteln, achte auf Lebensmittelkombinationen! (Clean Eating)
2. Vermeide würzige und scharfe Gerichte sowie Zwiebeln und Knoblauch!
3. Trage natürliche Stoffe, am besten luftige Kleidung aus Naturstoffen. Bei Kunstfasern bilden sich viel schneller unangenehme Gerüche.
4. Stress reduzieren!
5. Achselhaare entfernen, damit der Geruch dort nicht hängenbleibt.
6. Ausreichend trinken.

Meine Erfahrung ist folgende:

Ich ernähre mich ziemlich clean, rohköstlich und wasche mich 1- bis 2-mal am Tag mit klarem Wasser. Dabei habe ich nicht das Gefühl, dass ich schlecht rieche (ich hoffe, dass meine Mitmenschen auch so denken ;-).
Mittlerweile finde ich es unangenehm, wenn Deo in meinen Achseln klebt, meine Poren verstopft und sich mit dem Schweiß vermischt.

Ich möchte dir einen Test vorschlagen:
Mach zwei Wochen lang eine Ob-ich-wirklich-Deo-brauche-Challenge (vorausgesetzt du ernährst dich vegan und zum großen Teil roh, sonst lieber abwarten). Höre einfach auf Deo zu benutzen und schau was passiert. Schreib dir auf, welche Lebensmittel du isst und ob und welchen Körpergeruch sie verursachen. Experimentiere mit deiner Ernährung und versuche die Lebensmittel zu finden, von denen du gut riechst. Die Idee ist, dass du vielleicht gar kein Deo, sondern eine Ernährungsumstellung brauchst.

Fazit
Schweiß – wie jede Funktion unseres Körpers – hat einen Sinn. Der Körper muss schwitzen können, damit er seine Temperatur regulieren und sich von Schlacken reinigen kann. Achseln sind zum Schwitzen geschaffen, und es ist einfach nur bizarr, diesen Prozess zu verhindern – vor allem, wenn es auf Kosten der Gesundheit geschieht.

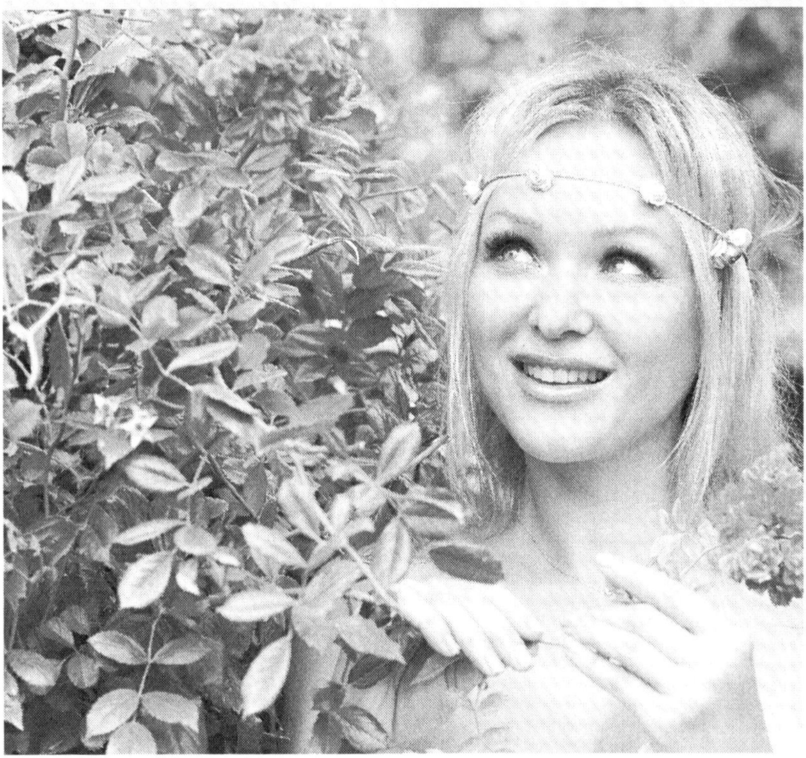

DAS GEHEIMNIS HINTER DEN PARFUMS

Duftstoffe werden in der konventionellen Kosmetik allgemein unter Parfum oder Fragrance zusammengefasst. Unter diesen Begriffen können sich alle möglichen Substanzen und Verbindungen verbergen. Besonders gefährlich sind die Moschusverbindungen. Sie sind perfekte Fixateure für andere Duftstoffe, das heißt die Duftstoffe werden auf der Haut langfristig haltbar gemacht und verfliegen nicht so schnell. Genau diese Eigenschaft wird bei Parfums geschätzt. Wir entscheiden unbewusst, dass ein Parfum hochwertig und qualitativ ist, wenn es länger hält.
Dem ist jedoch nicht so, denn bei diesen Moschusverbindungen handelt es sich meistens um synthetische, toxische und krebserregende Stoffe. Sie wirken als Nervengift. Sie reichern sich in der Umwelt und auch im Fettgewebe von Fischen, Tieren und Menschen an. Auch in der Muttermilch wurden sie schon gefunden.
Da die Herstellung dieser Stoffe sehr aufwendig ist, sind sie meistens nur in den teuersten Parfums enthalten. Du kannst jedoch generell bei allen in den großen Parfümerien vorhandenen Markenparfums und parfümierten Produkten mit diesen Stoffen rechnen. In der Naturkosmetik werden sie normalerweise nicht eingesetzt.

Abgesehen von der Schädlichkeit wurden gerade in den letzten Jahrzehnten eine Menge Parfums hergestellt, die eher abstoßend als anziehend wirken. Diese ganze neue Chemie kann man nicht mit der französischen Klassik vergleichen. Dabei läuft man Gefahr, statt der eigenen Attraktivität seinen schlechten Geschmack zu unterstreichen.

Seitdem ich immer weniger Parfum benutze und mich rohköstlich ernähre, ist nicht nur mein Geruchssinn schärfer geworden, mir fällt der penetrante, beißende, künstliche Geruch der parfümierten und deodorierten Menschen immer öfter auf.
Die optimale Alternative ist es, eine gesunde Lebensweise anzustreben und den eigenen originalen zarten und einzigartigen Duft zu entdecken. Dazu spart man sich viel Geld, Tierversuche und Umweltverschmutzung.

Hast du schon einmal darüber nachgedacht, zu welchem Zweck du ein Parfum benutzt? Wenn du gut riechen möchtest, ist es keine so einfache Aufgabe.
Erstens ist es nicht immer leicht, einen wirklich edlen Duft zu bezahlbarem Preis zu finden, und zweitens sind die Geschmäcker sehr verschieden. Also gibt es keine Garantie, dass deine Mitmenschen von dem Aroma genauso begeistert sind wie du selbst. Drittens ist die richtige Dosierung eine ziemlich heikle Angelegenheit. Die Grenze, bei der die anderen in deiner Nähe fast ersticken oder dass es gar nicht reicht, ist schnell überschritten.

Viertens ist der Duft eines Parfums noch nicht alles, hinzu kommt noch dein eigener Körpergeruch, so dass am Ende nicht immer das herauskommt, was du erwartet hast.

Meistens benutzen Menschen ein Parfum, um die Wirkung ihrer Attraktivität, insbesondere auf das andere Geschlecht, zu unterstreichen.
Wäre es dann nicht besser – wenn du schon nicht auf einen Duft verzichten kannst – gleich konkret zu werden?

Attraktiviät bedeutet vor allem sexuelle Attraktiviät und eine der wichtigsten Grundlagen dieser Art der Attraktivität ist der Geruch. Wir beschnüffeln uns nicht einander, wie die Tiere es tun, doch tief in unserem Unterbewusstsein spielt der Geruch eines Menschen eine entscheidende Rolle. Denn abhängig vom Duft eines Menschen, wird der Schalter der Sympathie umgelegt: gefällt oder gefällt nicht.

SELBSTGEMACHTES NATÜRLICHES PARFUM

Do it yourself ist bei Deos schon lange ein Trend. Aber Parfum selber zu machen? Keine Sorge, dahinter steckt keine Hexerei und du kannst bei diesem Prozess deiner Kreativität freien Lauf lassen und viel Abwechslung in dein Leben bringen. Unten zeige ich dir, wie einfach es ist, ein Parfum selbst herzustellen und wie du die Zutaten auch woanders vielseitig und sehr wohltuend einsetzen kannst.

Zuerst brauchst du die Zutaten:

- Basis: Pflanzliches geruchloses Öl oder 80%-iger Alkohol
- Duftkomponente:
  ätherisches Öl oder eine Kombination verschiedener ätherischer Öle
- ein kleines Fläschchen oder ein Flakon

Als Basis kannst du entweder geruchsneutrales pflanzliches Öl (wie z. B. Traubenkernöl, Jojobaöl) oder 80%-igen Alkohol nehmen. Beides ist in der Apotheke oder im gut sortierten Drogerie- oder Bio-Markt erhältlich. Ich bevorzuge die Variante mit dem pflanzlichen Öl. Es hat den Vorteil, dass der Duft länger auf der Haut bleibt, hinterlässt aber eine leichte Fettschicht.

Die Duftkomponente deines Parfums besteht aus ätherischen Ölen. Noch im antiken Ägypten und im alten China, die die Geheimnisse der Aromen beherrschten, wussten die Menschen, dass der natürliche, eigene Duft eine magische Anziehungskraft

bekommt, wenn man ihn mit dem einen oder anderen ätherischen Öl verfeinert. Diese Öle bekommst du in Bio-Shops und auch im Internet.
Achte darauf, dass es ein qualitatives, natürliches biologisches Produkt ist!
Eine Sammlung ätherischer Öle kann dir mehr kosten als ein Markenparfum. Aber es lohnt sich. Probiere es aus und du wirst nicht enttäuscht. Natürliche Aromen, ebenso wie natürliche Lebensmittel, sind den chemischen Massenprodukten in ihrer Wirkung, Qualität und ihrer ökologischen Auswirkung um vieles überlegen.

Wenn Du alle Zutaten zusammen hast, kannst du mit dem kreativen Mischen und Kombinieren beginnen. Dabei sind einige Dinge zu beachten:

1. Es gibt natürliche rein männliche und rein weibliche, aber auch Unisex-Aromen. Für diese Aromen gibt es sogar eine spezielle Bezeichnung: Aphrodisiaka (nach dem Namen der Liebesgöttin Aphrodite benannt). Ihre Wirkung hat eine klare Ausrichtung: bei dem Partner oder Wunschpartner Interesse, Sympathie oder mehr zu wecken.

Hier sind einige davon:
Männliche: Patchouli, Zimt, Muskat, Zeder, Ingwer, Kiefer, Sandelholz, Thymian.
Weibliche: Ylang Ylang, Rose, Bergamotte, Jasmin, Rosmarin, Mandel, Geranien, Neroli, Petit Grain, Vanille.
Für beide: Bergamotte, Patchouli, Rosmarin, Lavendel, Wacholder.

2. Die größte Wirkung zeigen harmonische Aromenkombinationen.
Aus der reichen Auswahl der Öle kannst du nach deinem eigenen Geschmack eine einzigartige Duftkombination zusammenstellen. Es gibt Düfte, die miteinander sehr gut harmonieren, beispielsweise:
Weibliche Mischung: 3 Tropfen Ylang-Ylang, 3 Tropfen Rosmarin, 2 Tropfen Geranie 2 Tropfen Vanille.
Männliche Mischung: 2 Tropfen Zeder, 4 Tropfen Patchouli, 3 Tropfen Bergamotte.

Generell gilt beim Mischen von Parfum:
- **nicht mehr als 2 Blumendüfte mischen**
- **Vanille ist ein Universalduft, der zu allem passt. Er sollte aber nicht die Basis darstellen, da er sonst die Gesamtkomposition zu schwer machen würde.**

3. Bevor du größere Mengen zusammenmischst, trage wenige Tropfen der Testkombination auf die Haut, um zu erkennen, ob die Düfte wirklich miteinander harmonieren und zu dir passen. Der pure Duft des ätherischen Öls unmittelbar aus

dem Fläschchen kann dir nicht so angenehm vorkommen. Doch wenn in der richtigen Dosierung angewandt, erzeugt es genau diesen flüchtigen bezaubernden Duft, den man von einem edlen Parfum erwartet.

4. Verwende nur hochwertige naturbelassene ätherische Öle, um Allergien zu vermeiden. Dennoch können auch natürliche Zutaten Allergien hervorrufen.
Teste deshalb vorher einen Tropfen der Mischung auf einer kleinen Hautpartie.

Die Zubereitung:
Für ein optimales Ergebnis nimm insgesamt 25 – 35 Tropfen gemischter ätherischer Öle auf etwa 10 ml geruchsneutrales Basisöl oder Alkohol (Ethanol). Die Mischung solltest du am besten etwa eine Woche in einem geschlossenen Fläschchen an einem kühlen Ort reifen lassen, bevor du sie das erste Mal benutzt. Schüttle das Parfum während dieser Zeit ab und zu, damit sich die ätherischen Öle verbinden können. Wenn du auf den konservierenden Alkohol verzichtest und Öl als Basis nimmst, ist dein Parfum ca. drei Wochen haltbar, da sich die Duftstoffe in dieser Zeit verändern und verflüchtigen. Danach wird es Zeit, wieder kreativ zu sein.
Bei den ersten Versuchen mische zunächst maximal 3 ätherische Öle.
Später, wenn du schon mehr Erfahrung mit dem Kombinieren hast, kannst du auch mehr nehmen. Kreiere deinen eigenen Duft: ob verführerisch, sinnlich, fruchtig frisch oder holzigherb.

Hier findest du einige Anregungen:

Zarter Frühlingsduft	15 Tropfen Mandarine, 15 Tropfen Narzisse und 10 Tropfen Neroli
Sommerbrise	15 Tropfen Zitrone, 15 Tropfen Lavendel und 10 Tropfen Sandelholz
Romantik	15 Tropfen Iris, 15 Tropfen Jasmin und 10 Tropfen Patchouli
Sexy und Weiblich	15 Tropfen Neroli, 15 Tropfen Rose und 10 Tropfen Vanille
Strahlend und Optimistisch	15 Tropfen Wacholder, 15 Tropfen Jasmin und 10 Tropfen Sandelholz
Für immer jung	5 Tropfen Lorbeer, 5 Tropfen Zirbelkiefer und 5 Tropfen Zypresse
Exotic pur	5 Tropfen Bergamotte, 5 Tropfen Magnolien und 5 Tropfen Vanille
Fruchtig und frisch	5 Tropfen Mandarine, 5 Tropfen Zitronelle und 5 Tropfen Ylang Ylang

Parfum selber herzustellen hat großartige Vorteile:
- du kannst kreativ sein
- es ist eine prima Möglichkeit, einzigartige und individuelle Düfte zu kreieren und unerschöpfliches Variantenreichtum in dein Duftrepertoire zu bringen
- du unterstützt nicht die Massenindustrie, die oft Tierversuche durchführt
- du verzichtest auf chemische Duftstoffe und ersetzt sie durch natürliche
- ätherische Öle wirken wohltuend auf das Nervensystem und die Aura (mehr dazu im nächsten Abschnitt)

Wenn du nur kleine Mengen anmischst, kannst du immer wieder von neuem experimentieren, neue Kreationen ausprobieren und deinen momentanen Lieblingsduft neu entdecken. Gönne dir das Vergnügen an dem Prozess der Parfümherstellung teilzunehmen und entdecke die erstaunliche Vielfalt von Düften und ihrer Wirkungen, die jeder Kombination ihre ganz eigene individuelle Ausstrahlung verleihen. Vielleicht entdeckst du Seiten an dir, die dir bis jetzt gänzlich unbekannt waren.

Selbst hergestellter Duft ist eine hochwertige und einzigartige Alternative zum gekauften Massenparfum. Auch als persönliches Handmade-Geschenk eignet sich ein selbst gemachtes Parfum sehr gut. Du solltest jedoch vorher wissen, welche Duftrichtung die Person bevorzugt. Das Parfum kannst du dann in ein schönes Fläschchen füllen und einen Namen geben.

ÄTHERISCHE ÖLE UND DIE HEILUNG DER AURA

Ich werde jetzt ein bisschen esoterisch, doch ich bitte dich, der Energie und der Aura etwas Aufmerksamkeit zu schenken, denn es wird dein Leben positiv beeinflussen. Unser bioenergetisches Feld wird von aggressiven Umwelteinwirkungen angegriffen. In die Aura können dadurch negative Programme eindringen oder Löcher entstehen, durch die unsere wertvolle Energie abfließt. Die Folgen sind Apathie, Kraftlosigkeit, Mangel an Kreativität und an Lebensfreude.

Eine angenehmer und oft unterschätzter Weg zur Heilung der Aura ist die Aromatherapie. Die Wurzeln dieser Naturheilmethode liegen im antiken Ägypten, Rom, Griechenland und China. Noch Steinzeitmenschen haben die Wirkung der verschiedenen Aromen entdeckt, als sie die einen oder anderen Kräuter ins Feuer legten.

Die Hauptwirkungskomponente der Aromatherapie sind ätherische Öle. Sie sind die Quintessenz der Pflanzen, die die Energie der 4 Elemente beinhaltet: der Erde, des Wassers, des Feuers und der Luft.
Das Prinzip der Aromatherapie ist gleichzeitig einfach und faszinierend. Sensible Zellen, die Rezeptoren in der Nasenschleimhaut, nehmen die Düfte blitzschnell wahr und leiten die Impulse über das limbische System an unser Gehirn und das Nervensystem weiter. Deswegen ist die Wirkung unmittelbar und schnell und genau deshalb sind die ätherischen Öle so wirkungsvoll. Sie wirken je nach Pflanze entspannend, erfrischend, harmonisierend, klärend, stimmungsaufhellend, beruhigend, anregend etc. Mithilfe der Aromatherapie kannst du Entzündungen hemmen, Schmerzen lindern, Konzentration steigern, Sexualität anregen; aber vor allem hat die Anwendung von ätherischen Ölen das Ziel, unsere Energien in Balance zu bringen. Besonders wohltuend wirken sie auf unsere Aura ein.

Hier sind nur einige wundervollen Wirkungen bestimmter ätherischer Öle:

- belebt die Aura nach einer schweren Krankheit:
  Orange, Geranie, Nelke, Ingwer, Zeder, Lavendel, Eukalyptus
- verstärkt die Ausstrahlung der Aura:
  Bergamotte, Sandelholz, Thymian, Myrrhe, Weihrauch
- öffnet das Herzchakra: Rosmarin
- erneuert die Aura: Zeder, Minze, Rosmarin, Kiefer
- harmonisiert die Aura: Geranie, Ylang-Ylang, Zypresse, Weihrauch, Rose, Teebaum
- stellt eine beschädigte Aura wieder her: Nelke, Bitterorange, Verbena, Ingwer, Lavendel, Oregano, Kiefer, Muskat, Zimt, Salbei, Minze, Sandelholz, Thuja

Neben der wunderbaren Wirkung auf die Aura haben ätherische Öle die Fähigkeit, unsere psychoemotionalen Zustände zu harmonisieren.

Hier sind einige Beispiele:
- hebt die Stimmung, bringt Optimismus:
  Geranie, Koriander, Orange, Lemongras, Mandarine, Melisse, Rose, Rosenholz
- hilft bei Depression:
  Basilikum, Nelke, Geranie, Jasmin, Neroli, Salbei, Thymian, Ysop
- bei intellektueller Arbeit:
  Zimt, Minze, Bergamotte, Zitrone, Sandelholz, Anis, Rosmarin, Eukalyptus

- lindert Stress und Nervosität:
  Bergamotte, Ylang-Ylang, Zeder, Melisse, Rose, Neroli, Petersilie
- aufmunternde Wirkung:
  Birke, Grapefruit, Jasmin, Ingwer, Kardamom, Myrrhe, Teebaum
- beruhigt, bringt Ausgleich:
  Lavendel, Weihrauch, Sandelholz, Majoran, Kamille, Rosenholz

Die Wirkungen gehen natürlich viel weiter, so dass ich darüber ein weiteres Buch schreiben könnte. Falls du an der Aromatherapie interessiert bist, findest du viele wertvolle Informationen in der Literatur oder im Internet. Einige habe ich in das Literaturverzeichnis am Ende des Kapitels aufgenommen.

Wie kann man ätherische Öle noch anwenden?

1. Entspannung nach einem anstrengenden, stressigen Tag.
Ein Bad mit 5 – 6 Tropfen eines reinen ätherischen Öls. Atme in der Badewanne das Aroma bewusst ein und du wirst spüren, wie der Stress nachlässt, und du entspannter wirst.

Nach dem Bad oder der Dusche trage das Öl auf aktive Punkte auf:
- zwischen den Augenbrauen
- auf Nacken
- Ohrläppchen
- Innenseiten der Ellbogen
- innere Handgelenke
- unter dem Brustbein
- auf den Bereich um den Bauchnabel
- innere Meridiane der Hüften und Knie
- Mitte der Fußsohle

In diesem Fall benutze nicht das reine Öl, sondern verdünntes. Dafür nimm 10 ml des Basisöls (z. B. Traubenkernöl, Mandelöl oder ein anderes geruchsneutrales Öl) und füge 6 – 7 Tropfen des reinen ätherischen Öls zu.

2. Den Duft der Wäsche verfeinern
Kleidung, Unterwäsche und Bettwäsche bekommen ein angenehmes Aroma, wenn du einige Tropfen des Öls auf ein Wattepad aufträgst und in den Schrank legst.
Du kannst auch einer kleinen Sprühflasche mit Wasser 5 Tropfen des ätherischen Öls hinzufügen und die Mischung auf Wäsche und Kleidung sprühen (mit Ausnahme von weißer und heller Kleidung).

3. Die Luft im Raum aromatisieren
Der Luft in deiner Wohnung oder am Arbeitsplatz kannst du mithilfe einer Aromalampe veredeln. Der Sinn dieses Rituals ist es, die Luft von den negativen Energien zu reinigen und eine bestimmte Stimmung mit dem Aroma zu stimulieren. Zitronenöl hilft dir im Arbeitszimmer eine produktive Stimmung zu schaffen. Zitrone steigert die intellektuelle Leistung um 10 – 20 % und neutralisiert schädliche Strahlungen. Falls du im Büro oder am Computer die meiste Zeit des Tages verbringst, ist Zitronenaroma dein großer Helfer.

Wie du siehst, können ätherische Öle nicht nur eine gesündere und effektivere Alternative zu Parfum sein. Sie besitzen gleich ein ganzes Spektrum an nützlichen Eigenschaften: Sie regenerieren die Aura, schützen vor aggressiver Energie, verstärken die Attraktivität, befreien von Stress und von einigen psychologischen Problemen. Nebeneffekte gibt es sehr wenige. Einige Öle können allergische Reaktionen auslösen. Für Kleinkinder, geschwächte Personen und bei Bluthochdruck sind nicht alle ätherischen Öle ratsam. Es ist ebenfalls nicht empfehlenswert, sie während der Schwangerschaft zu benutzen. Falls du Allergiker bist oder zu einer der oben genannten Personengruppen gehörst, lass dich am besten vor der Nutzung von ätherischen Ölen professionell beraten.

Ausgehend von deinem persönlichem Geschmack kannst du eine Sammlung von sieben verschiedenen Ölen anlegen – eins für jeden Wochentag. Alle oben genannten Methoden der Aromatherapie bringen im Zusammenspiel, besonders mit Yoga und Meditation, dein Nervensystem zum Ausgleich und machen deine Aura stark und anziehend. Das bedeutet, dass du im Berufsleben und auch im Privatleben erreichen kannst, was früher nicht möglich war.
Wie du siehst sind pflanzliche Aromen sehr wirksam, und du kannst dich selbst davon überzeugen.

Nicht nur unser Geruchssinn ist durch die reinigende Ernährung viel feiner, wir sind es auch einfach nicht mehr gewohnt und merken, wie fürchterlich beißend und aufdringlich all die künstlichen Gerüche sind. Da eine stinkende Mischkost-Entgiftung auch nicht besser ist, strebe am besten die gesunde Lebensweise an und entdecke, wie herrlich lockend, zart oder anwerbend der menschliche Körper eigentlich duftet.

Es hat viele Vorteile den angenehmen Eigenduft zu kultivieren, unter anderem:

Man findet schneller den richtigen Partner, denn Mann und Frau können sich tatsächlich mal wieder original riechen und so intuitiv und instinktiv entscheiden, ob sie zueinander passen.

Die Stimmung der unparfümierten Person kann der andere schneller wahrnehmen und sein System stellt sich darauf ein.

Es spart Geld, keine Produkte kaufen zu müssen.

Keine grausamen Tierversuche und keine Umweltverschmutzung für und von Chemikalien in den Duft- oder Aromaprodukten.

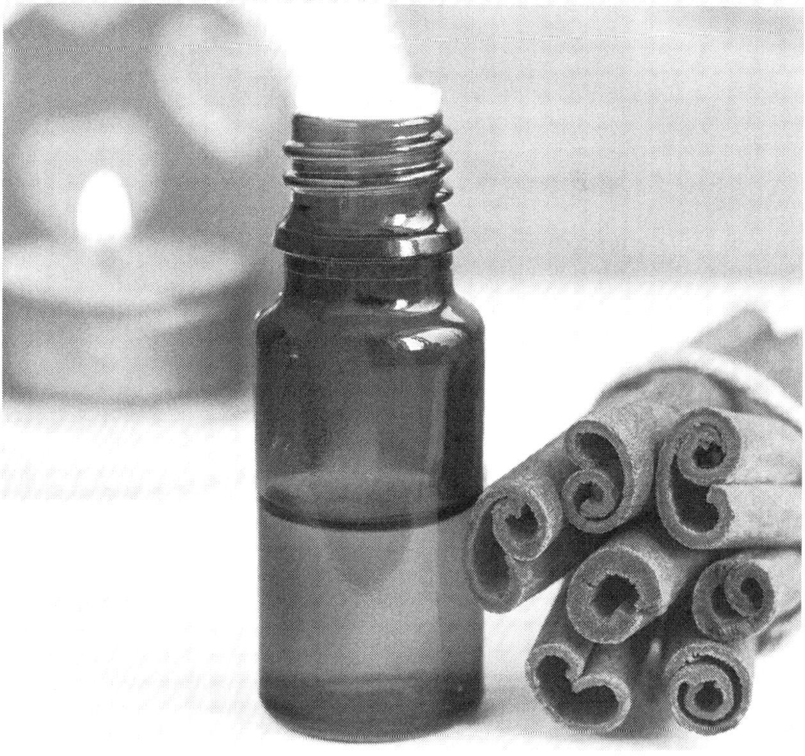

RASUR UND HAARENTFERNUNG

Da ich auf natürliche Schönheit viel Wert lege, wäre es eigentlich richtig, die Körperhaare so zu lassen, wie sie sind. Ich gebe zu, so weit bin ich nicht. Ich kann mir im Moment nicht vorstellen, mit einer Vollkörperbehaarung herumzulaufen. Schon allein der Gedanke an üppig bewachsene Waden und bebüschte Achseln bringt mich im besten Fall in Verlegenheit. Ob wir es gut heißen oder nicht: In unserer Gesellschaft gibt es Sachen, bei denen wir doch manchmal entgegen kommen sollten. Ich als Tänzerin kann mir das ohne Folgen auch gar nicht leisten. Ginge ich mit behaarten Achseln und Beinen auf die Bühne, wäre ich wahrscheinlich meine Jobs schnell los. Bei der Partnersuche würde der Großteil der Kandidaten wegfallen. Ist nun mal so! Außerdem macht mich persönlich die weibliche Körperbehaarung unglücklich – ich fühle mich unwohl und ungepflegt. Da ich es auch chemiefrei und ziemlich umweltfreundlich schaffe, meine unliebsamen Haare zu entfernen, ist es auch so für mich in Ordnung. Geschmäcker sind jedoch verschieden, und wenn du mit deinen Härchen glücklich bist, überspringe einfach dieses Kapitel.

Warum du deine Haarentfernungsroutine überdenken solltest
Wie alle anderen konventionellen Pflegeprodukte stellt das Sortiment rund um das Rasieren keine Ausnahme dar. Die konventionellen Produkte sind voll mit seltsamen Inhaltsstoffen. In meinem Bekanntenkreis gibt es einige, die darauf sehr empfindlich reagieren und nach der Rasur regelmäßig unter Reizungen leiden. Das ist auch nicht weiter verwunderlich, denn die Haut im Gesicht, unter den Achseln und in der Bikinizone ist sehr dünn und empfindlich.

Ich persönlich finde die folgenden veganen Haarentfernungsmethoden am nachhaltigsten und am unschädlichsten:

- Rasur mit natürlichen Produkten statt Rasiercreme
- Epilation mit einem Epiliergerät

RASUR

Bei der Rasur ist es üblich, einen Rasierschaum zu benutzen. Schäume enthalten aggressive Tenside und trocknen die Haut aus. Auch Cremes für die Nachpflege frisch rasierter Haut enthalten chemische Zutaten, die Entzündung nach dem Rasieren lindern sollen. Die natürlichen Mittel sind dagegen chemiefrei, wirken natürlich schmerzstillend und fördern die Regeneration der Haut.

Ich persönlich rasiere mich nicht so gerne und tue das nicht sehr oft. Ich habe auf jeden Fall keinen Rasierschaum oder ähnliches zu Hause und wenn es zum Rasieren kommt, benutze ich ausschließlich natürliche Mittel.

1. Kokosöl

Bei der Rasur und der Nachpflege ist Kokosöl der Alleskönner. Es gibt auch einige tolle Rezepte für eine natürliche Rasiercreme. Doch das pure Kokosöl funktioniert so gut, dass es eigentlich keinen großen Sinn macht, es mit etwas anderem zu vermischen. Pur angewandt ist es minimalistisch und funktioniert einwandfrei! Kokosöl statt Rasiercreme und all dem Rest der Rasier- und Nachpflegeprodukte ist eine der einfachsten und großartigsten Änderungen, die du in deiner Beautyroutine machen kannst. Wenn du es ausprobierst, wirst du dich fragen, warum du es nicht schon vor langer Zeit gemacht hast!

Es ist super einfach. Für die Rasur brauchst du nicht viel, eine Fingerspitze für die Achseln und einen Teelöffel für die Beine. Du kannst es für alle Bereiche deines Körpers anwenden. Auch für die Gesichtsrasur bei den Männern ist es bestens geeignet.

Beim Rasieren spüle die Rasierklinke öfters ab, sonst wird sie mit Öl verstopft.
Der Boden in der Dusche oder in der Badewanne kann ölig werden, also sei vorsichtig! Die Rasur ist tief und gründlich. Kokosöl hat natürliche antibakterielle Eigenschaften und wird dich auf natürliche weise gegen Entzündungen schützen. Die tollste Eigenschaft ist, dass es gleichzeitig feuchtigkeitsspendend wirkt. Die Haut ist nach dem Rasieren weich wie noch nie, und das ohne zusätzliches Eincremen!
Am besten hast du ein Glas natives Kokosöl in deinem Badezimmer stehen.
Das heiße Wasser in der Dusche öffnet die Poren und lässt das Kokosöl noch tiefer einwirken und mehr Feuchtigkeit spenden. So wirst du aus der Dusche mit superweicher Haut kommen. Du kannst also auf Rasierschaum, Cremes und Aftershaves völlig verzichten und alle drei mit nur einer chemiefreien Alternative ersetzen! Genial, oder?

2. Selbstgemachte Rasiercreme

Falls du doch Lust auf das Mischen hast, kannst du dich an eine selbstgemachte Rasiercreme wagen. Diese Rasiercreme besteht zu 100 % aus Bio-Produkten und sorgt für unglaublich zarte und geschmeidige Haut. Besonders für Menschen mit empfindlicher Haut, die regelmäßig bei der Rasur unter Irritationen leiden, ist dies eine sinnvolle Alternative.

Selbstgemachte Rasiercreme

Du benötigst dafür:

- 50 g Kokosöl
- 50 g Sheabutter
- 35 g Mandelöl oder Jojobaöl
- 10 Tropfen Rosmarinöl

Außerdem brauchst du:

- Handmixer
- Messbecher
- eine große Schüssel mit heißem Wasser
- eine kleine Glas- oder Porzellanschüssel
- leeren Behälter mit ca. 300 ml Fassungsvermögen und Schraubverschluss

Im Versandhandel und in vielen Bio-Shops kannst du gute Bio-Öle finde. Sheabutter ist ein ganz besonderes Produkt. Sie wird aus der Frucht des in Afrika heimischen Karitébaums gewonnen und ist, ähnlich wie Kakaobutter, eine Grundzutat für viele natürliche Pflegeprodukte. Sie ist reich an ungesättigten Fettsäuren und Vitaminen.

Wichtig: *Sheabutter wird oft raffiniert und industriell weiter verarbeitet. Für diese Rasiercreme verwende nur unraffinierte, natürliche Sheabutter mit gelblicher Farbe, denn nur diese besitzt noch alle natürlichen Inhaltsstoffe und gute Fette.*

So gehst du vor:

1. Gib die Sheabutter und das Kokosöl zusammen in eine kleine Schüssel und stelle diese in das heiße Wasser, damit die Fette schmelzen.
2. Sobald beide Fette flüssig geworden sind, nimm die Schüssel aus dem Wasserbad und füge das Mandelöl und das Rosmarinöl hinzu und verrühre das Ganze gut miteinander.
3. Stelle den Behälter für ein paar Stunden in den Kühlschrank.
4. Damit du auch wirklich eine cremige Konsistenz bekommst, schlage die erkaltete Masse mit einem Handmixer auf. Das dauert etwa drei bis vier Minuten.
5. Fülle die cremige Masse in einen hübschen Behälter und fertig ist deine natürliche Rasiercreme, die gekühlt bis zu vier Wochen haltbar ist. Für eine kleinere Menge nehme ich weniger Zutaten.

Diese Rasiercreme ist nicht nur eine äußerst gehaltvolle Pflege für deine Haut, sondern sieht auch noch lecker aus und duftet herrlich! Verwende sie wie eine normale Rasiercreme. Da hier keine chemischen Zutaten enthalten sind, schäumt sie nicht, sondern liegt als dünner seidiger Film auf der Haut.

EPILATION

Ich bin eine Person, die Langfristigkeit schätzt, deswegen macht es mir keinen Spaß, mich jeden zweiten Tag der Rasur zu widmen. Und wenn ich das nicht tue, dann pikst und juckt es.
Für Beine und Achseln benutze ich seit über 15 Jahren ein und dasselbe Epiliergerät. Ich habe es damals gekauft und es funktioniert immer noch einwandfrei. Für mich ist das die bequemste, günstigste und nachhaltigste Art, die unerwünschten Haare für längere Zeit loszuwerden. Ein Gerät zu kaufen ist nicht zu vergleichen mit einem Berg Rasierer, die ich in diesen 15 Jahren verbraucht hätte oder mit Tausenden von Euros, die ich in Kosmetikstudios ausgegeben hätte. Außerdem brauche ich keine Rasiercremes und andere Chemie dabei. Epilieren geht einfach auf trockene Haut und es reicht völlig aus, diese Prozedur alle 3 – 4 Wochen durchzuführen.
Der Aufwand bei der Prozedur verringert sich, je mehr Übung du darin hast.

Das Enthaaren kann sogar Spaß machen! Ich empfinde makellos glatte Haut nach dem fiesen Ausreißen der Haare als echtes Erfolgserlebnis, besonders bei dem Gedanken, dass ich jetzt 3 bis 4 Wochen Ruhe habe. Wer im Sommer fast täglich unter der Dusche mit dem Rasierer hantiert, weiß, was ich meine! Außerdem wachsen nach dem Epilieren die Haare fein und ohne Stoppeln nach. Je längerfristig du es machst, desto weniger Härchen kommen wieder und desto weniger schmerzhaft ist die Prozedur.

Nach dem Epilieren sind die Haarbälge leicht gereizt. Es werden kleine rote Pünktchen auf der Haut für einige Stunden sichtbar. Kokosöl oder Sheabutter helfen dir, die Reizung zu lindern und die Haut schneller zu beruhigen.
Besonders die ersten drei bis vier Mal tut das Epilieren unheimlich weh, wenn du davor einige Jahre rasiert hast. Mit der Zeit werden die Haare feiner und du gewöhnst dich daran.

In der Bikinizone ist mir Epilieren zu brutal. Da kommt man um die Rasur oder einen hübschen gepflegten Busch nicht herum. Epilieren ist eine tolle vegane Methode für Menschen, die feine und nicht so dichte Körperbehaarung haben. Es eignet sich jedoch nicht für dichte starke Körperbehaarung oder für das Gesicht.
Du solltest darauf achten, dass du ab 2 – 3 Tagen nach der Prozedur diese Bereiche regelmäßig peelst, um das Einwachsen der Haare zu vermeiden.

Sehr gut ist ein Salz -oder Kaffeesatzpeeling. Trockenbürsten ist ebenfalls eine sehr effektive Methode gegen eingewachsene Haare.

UMGANG MIT DER SONNE

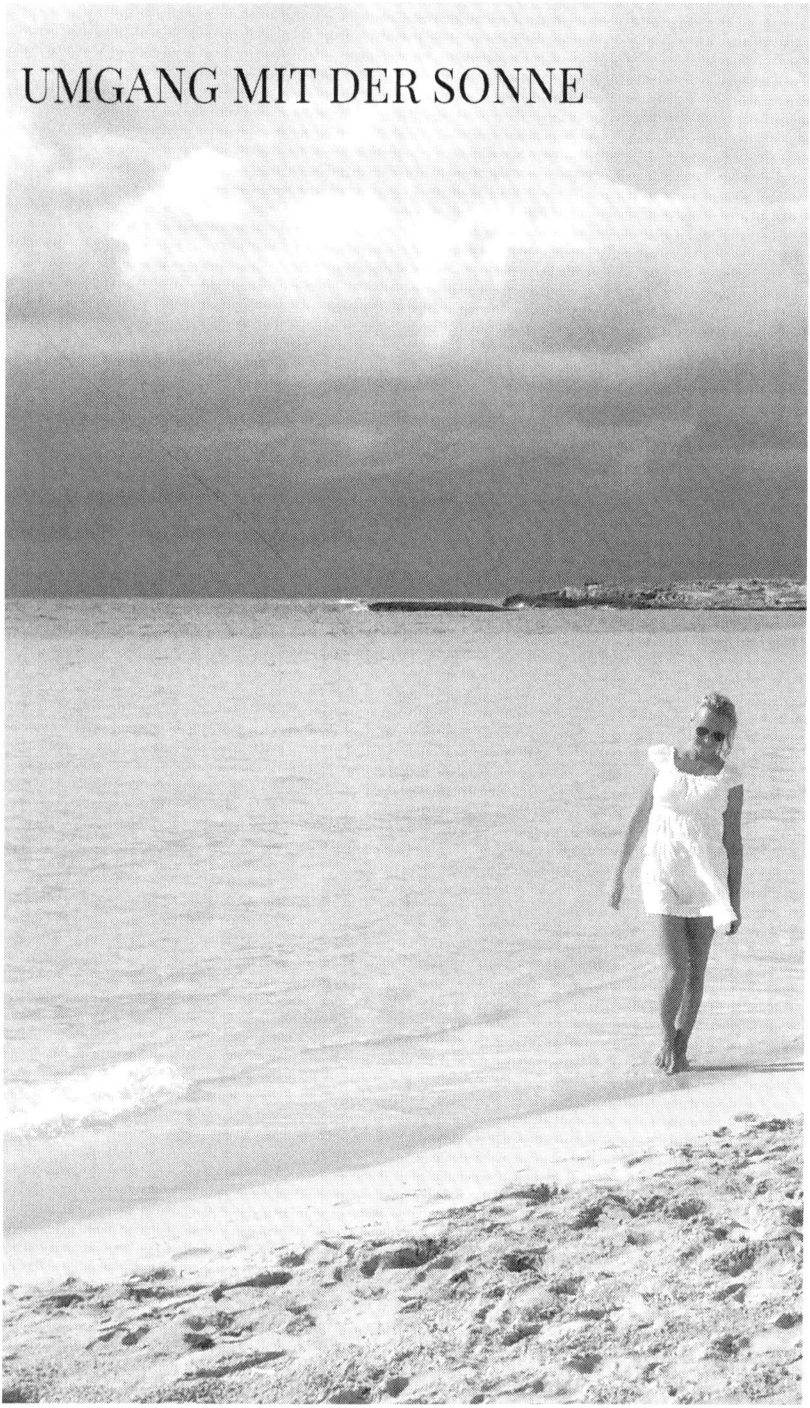

DIE BESTE SONNENCREME IST KEINE SONNENCREME

In der Zeit, als ich vier heiße, sonnige Monate in Asien verbrachte, wurde ich oft gefragt, wie ich so eine schöne Bräune bekommen habe und welchen Sonnenschutz ich benutze. Nun, ich muss gestehen, dass ich seit meinem Umstieg auf vegane Rohkost gar keine (konventionelle) Sonnencreme mehr benutze – also seit Anfang 2013 – und ich verzichte, so weit es geht, auf chemische Inhaltsstoffe in Lebensmitteln, Haushalt, Kleidung und natürlich bei Körperpflegeprodukten.
Ich liebe warme Länder und ich liebe die Sonne und möchte sie vollends genießen – ohne Sonnenbrand. Und das geht ganz ohne Sonnencreme. Wie ich mich auf natürliche Weise vor Sonnenbrand schütze, erfährst du in diesem Kapitel.

WAS IST ÜBERHAUPT BRÄUNE?

Bevor ich über Sonnenschutz erzähle, wäre es schön zu wissen, was Bräune überhaupt ist. Es wird dir helfen zu verstehen, warum du Sonnenbrand bekommst und warum die chemische Sonnencreme nicht gut ist. Die Bräunung stellt eine natürliche Schutzfunktion der Haut vor zu viel UV-Strahlung dar. Das Pigment, das für die Farbe verantwortlich ist, heißt Melanin. Seine Funktion ist es, die Haut vor schädlichen UV-Strahlen zu schützen.
Der Farbstoff Melanin wird in speziellen Hautzellen, den Melanozyten, gebildet. Wenn wir in die Sonne gehen, reagiert der Körper. Die Melanozyten produzieren dann mehr Melanin als sonst und verteilen es in die benachbarten Hautzellen. Diese mit Melanin versorgten Hautzellen wandern zur Hautoberfläche und werden dort sichtbar und du wirst nach und nach braun. So entsteht ein leichter Sonnenschutz. Das Melanin an der Hautoberfläche absorbiert einen Teil der UV-Strahlung und verhindert so, dass sie in tiefere Hautschichten eindringt und dort Zellen schädigen kann.

WAS IST SONNENBRAND?

Sonnenbrand ist eine normale Reaktion auf eine Überdosis UV-Strahlung.
So warnt uns die Haut vor den noch schwerwiegenderen Folgen einer anhaltenden, ungeschützten Sonneneinwirkung und der Schädigung tiefer liegender Gewebe.
Dennoch sollte auch ein leichter Sonnenbrand unbedingt vermieden werden.
Niemand muss jedoch auf eine gesunde Bräune verzichten. Es geht vielmehr darum, auf natürliche Weise einen Sonnenschutz, das heißt Bräunung, aufzubauen, ohne dabei zu chemischen Mittel greifen zu müssen.

WAS STIMMT NICHT MIT DEN HERKÖMMLICHEN SONNENCREMES?

Der Sonnencremewahnsinn hat sich in Deutschland fest verankert. Man benutzt Sonnencreme, ohne über ihre Wirkungsweise nachzudenken. Im Handel erhältliche Sunblocker gehören zu den giftigsten Produkten, die die Menschen auf ihre Haut schmieren können. Sie enthalten viele gesundheitsschädliche Chemikalien, die über die Poren aufgenommen und mit dem Blutkreislauf im Organismus verteilt werden und dort die Entgiftungsorgane (Leber, Nieren, Darm) belasten. Bei hohen Temperaturen, an heißen Tagen und bei direkter Sonneneinstrahlung – also unter den Bedingungen, für die Sonnencreme konzipiert ist – wird die chemische Mischung auf der Haut erhitzt und noch giftiger, als sie ohnehin schon ist.
Es lohnt sich also, darüber nachzudenken, welche Produkte du auf deine Haut tust. Es ist wichtig der Haut genau dieselbe Aufmerksamkeit zu schenken wie den anderen Organen.

Sonnencremes filtern viel von der ultravioletten Strahlung.

Dadurch wird die körpereigene Vitamin-D-Bildung gesenkt, denn durch Sonneneinstrahlung wird Vitamin D in unserer Haut gebildet. Das Wundervitamin ist eigentlich ein Hormon, das in fast allen Geweben und Organen unseres Körpers wirkt. Vitamin D macht auch die Knochen hart und die Muskeln stark. Denn erst durch das Hormon kann der Körper Calcium aufnehmen und ein starkes Skelett bilden. Ausreichend Sonne stärkt das Immunsystem und macht uns widerstandsfähiger gegen Virenangriffe, es schützt vor Grippe und Co.
Vor einiger Zeit wurde uns das Sonnenlicht als Feind Nummer 1 verkauft. Nun wird hingegen beispielsweise vom Cancer Research UK geraten, öfter mal uneingecremt für ca. 15 Minuten täglich in die Sonne zu gehen, um einem Vitamin-D-Mangel vorzubeugen. Dabei sollte die Sonne auf möglichst viel freie Haut treffen.
Daraus wird klar, dass die Sonne ein wichtiger Lebensbaustein ist.

SONNENLICHT MACHT GLÜCKLICH!

Ohne Sonne gäbe es kein Leben! Die Sonne stärkt das Immunsystem, aktiviert den Stoffwechsel und beugt dem verbreiteten Vitamin-D-Mangel vor, der u.a. zu Depressionen führen kann.
Aber glaube nicht, dass ich dazu aufrufe, den ganzen Tag in der prallen Sonne zu

liegen. Sonne ist wichtig, Sonnenschutz ebenso und nur mäßiger Aufenthalt in der Sonne ist gesund. Es gilt also den Mittelweg zu finden. Der beste Schutz vor Sonnenbrand ist eine gesunde Selbsteinschätzung. Horch auf die Sprache deiner Haut und schütze sie auf natürliche, chemiefreie Weise.

NATÜRLICHE SONNENSCHUTZMITTEL

Ein paar Tipps werden dir helfen, die Haut vor Schäden zu bewahren und dennoch Vitamin D zu bilden.

1. Öle

Naturbelassene, kaltgepresste pflanzliche Öle sind natürliche Sonnenschutzmittel. Sie erreichen zwar nicht die hohen Lichtschutzfaktoren (LSF) der synthetischen Kosmetikprodukte, doch sie pflegen und stärken die Haut in ihren natürlichen Funktionen. Die meisten Öle haben einen natürlichen LSF von 4. Kokosnussöl blockiert etwa 20 % der Sonnenstrahlen. Das bedeutet, dass du die Sonne 20 % länger genießen kannst, ohne verbrannt zu werden. Du wirst damit eher gebräunt und die Bräune hält auch besser. Kokosnussöl nährt und spendet Feuchtigkeit, vermindert Entzündungen und es eignet sich wunderbar sowohl für den Körper als auch für die Haare.

Für das Gesicht erweist sich Kokosöl oft als komedogen, das heißt es verursacht unreine Haut durch Verstopfung der Talgdrüsen. Sehr effektive Öle für das Gesicht sind Karotten-, Jojoba-, Argan- und Sanddornöl sowie Sheabutter.

2. Bessere Sonnenverträglichkeit durch Rohkost

Nicht nur ich habe beobachtet, dass eine vegane, natürliche Ernährung den Körper resistenter gegenüber Sonnenbrand macht. Ich kann lange in der Sonne bleiben und werde nicht so schnell und stark verbrannt als zu den Zeiten mit nichtveganer Kochkost. Auch wenn ich es aus Versehen mit der Sonne übertreibe, wird die Haut nur etwas rot und nach einem Tag wieder besser, keine dramatischen, tagelangen Schmerzen, Blasen o. ä.

Rohköstler haben Sonnenschutz von innen.

Du kannst auch innerlich vorbeugen und zu jeder Jahreszeit einen schönen, strahlenden Teint haben, indem du die körpereigenen Sonnenschutzmechanismen mit Hilfe carotinoid- und chlorophyllreicher Ernährung unterstützt. Das sind zum Beispiel Karotten, Wassermelonen, Mangos, Pfirsiche, Grapefruit, Papaya, Tomaten, rote Paprika, Feldsalat, Spinat und Wildkräuter. Carotin regt die Produktion von

Melanin an. Dieser Pigmentstoff bewirkt die Bräunung der Haut.
Wassermelonen beinhalten nicht nur viele Vitamine, sondern auch einen hohen Wasseranteil, was beim Sonnenbaden sehr wichtig ist. Damit wird die Haut unter der Hitze der Sonne mit ausreichend Flüssigkeit versorgt.

3. Kleidung
Die oben beschriebenen natürlichen Maßnahmen zum Sonnenschutz helfen zwar, die Haut unempfindlicher zu machen, doch wenn du nach dem Winter sonnenempfindlich bist und plötzlich den ganzen Tag – besonders in der Mittagssonne – den UV-Strahlen ausgesetzt bist, solltest du dich zusätzlich mit Kleidung vor Sonnenbrand schützen.
Ich benutze beispielsweise, immer wenn ich zwischen 10 und 16 Uhr ausgiebig baden gehe, ein Baseballcap und zum Spazieren einen schicken Hut mit breiten Krempen. Für die Beine trage ich einen Rock und für Schultern, Arme und Dekolleté ein luftiges Langarmhemd.
Die Auswahl der Materialien der Kleidung spielt ebenso eine wichtige Rolle. Chemische Materialien dünsten toxische Stoffe aus vom Tag der Herstellung bis zum Tag, an dem sie entsorgt werden. Deine Haut absorbiert diese Chemikalien. Die Kleidung, in der wir schwitzen, gibt die meisten Gifte ab. An heißen Tagen ist die Giftaufnahme also besonders intensiv. Idealerweise werden ökologische Baumwolle, Leinen, Bambus und Hanfstoffe getragen.

4. Bewusst mit der Sonne umgehen.
Nach einem langen, dunklen Winter die Wärme auf der Haut zu spüren, ist ein köstliches Gefühl! Doch wie mit allen guten Dingen kommt es auch bei der Sonne auf das gesunde Maß an. Brate niemals mit blasser Haut in der Sonne, sondern gewöhne dich Schritt für Schritt an die Sonne. Der einfachste Weg, Sonnenbrand zu vermeiden, ist es, den Kontakt mit der Sonne allmählich zu steigern. Für die meisten Menschen sind 15 – 30 Minuten am Anfang ausreichend. Wenn sich die Haut an die Sonne gewöhnt und die erste Farbe bekommen hat, kann man die Dauer langsam erhöhen.
Verschiedene Hauttypen haben unterschiedliche Toleranzstufen gegenüber der Bestrahlungsdauer von Sonnenlicht. Die Schutzfähigkeit hängt davon ab, wie viel und wie schnell deine Haut das Pigment Melanin bilden kann.
Damit es gar nicht erst zu einem Sonnenbrand und dessen oft schwerwiegenden Folgen kommt, solltest du starke Sonnenbestrahlung ganz vermeiden.
Die Mittagssonne zwischen 11 und 15 Uhr ist am intensivsten. Längere Aufenthalte in der Sonne sollten zu dieser Zeit vermieden werden.
Ich habe mich auf diese Weise ohne Sonnencreme viel weniger verbrannt als zuvor.

NATÜRLICHE MITTEL GEGEN SONNENBRAND

In unserer Zeit der Beach-Style-Mode ist eine goldbraun gebräunte Haut ein Ausdruck von Schönheit, Freiheit und Fitness. Sie wird als attraktiv, gesund und sexy wahrgenommen; und tatsächlich: eine leicht goldene Bräune kann dem Äußeren eine besondere gesunde, attraktive Ausstrahlung verleihen.
Es gibt jedoch eine Menge Menschen, die, wenn sie in ein sonniges Land kommen, ganz schnell und sofort eine schokoladenfarbige Haut bekommen wollen.
Als allererstes stürzen sie sich an den Strand und setzen ihre helle unvorbereitete Haut der grellen, sengenden Mittagssonne aus, in der Erwartung, schon am Abend des gleichen Tages schön goldbraun zu sein. Doch im Nachhinein wird es schmerzhaft und unangenehm, wenn statt einer sexy Farbe eine starke Verbrennung auftritt!
Am unangenehmsten ist die Gesichtsverbrennung, obwohl die restlichen Körperpartien nicht weniger schmerzhaft sind.
Sonnenbrand kann von einer leichten Rötung bis schweren Verbrennungen mit Blasen und späterem Abpellen der Haut reichen. Im letzten Fall ist es ratsam, unverzüglich medizinische Hilfe aufzusuchen. Im ersten Fall kann man selbst versuchen der Haut mit natürlichen Mitteln zu helfen.

Die wirkungsvollsten natürlichen Mittel zur Soforthilfe bei Sonnenbrand sind:

1. Kühles Bad
Eine sehr einfache und effektive Methode, besonders wenn du dem Badewasser eine Packung Natron beigibst.
Wenn deine Gesichtshaut einen Sonnenbrand hat, ist das erste, was du machen kannst, die Temperatur zu senken, indem du das Gesicht in kaltes Wasser tauchst. Dieser erste Schritt wird die weiteren Schäden um einiges lindern.

2. Gemüse und Obstmasken aus dem Kühlschrank
Gurke ist ein gutes altbewährtes Mittel gegen Sonnenbrand. Reibe sie auf einer kleinen Reibe und lege die Masse auf verbrannte Stellen oder presse aus dieser Masse den Saft aus, tunke einen Baumwolltuch darein und lege es auf die betroffenen Körperteile. Alternativ kannst du die Gurke auch in dünne Scheiben schneiden und auf die Haut legen.

Frische Kartoffelknollen zählen ebenfalls zu den besten volksmedizinischen Mitteln gegen Sonnenbrand. Hier gilt das gleiche Vorgehen wie mit der Gurke: Brei, Saft oder Scheiben auf die verbrannten Bereiche legen.

Weitere Helfer aus dem Kühlschrank sind: Wassermelone, Papaya, Aprikosen.
Für alle Obst und Gemüse gilt: Lasse sie gut gekühlt für ungefähr eine halbe Stunde den beschädigten Hautpartien aufliegen. Sind sie nicht gut gekühlt, werden sie die Haut nur nähren, aber nicht kühlen und die Schmerzen lindern.

3. Kräuter
Kamille, Ringelblume und Minze lindern sehr gut Entzündungen. Mache einen Aufguss und lass ihn gut abkühlen. Tränke Baumwollauflagen darin und lass sie die verbrannten Hautpartien für 20 – 30 Minuten kühlen.

4. Aloe Vera
Falls du zu Hause bist und eine Aloe-Vera-Pflanze im Topf hast (was ich dir auch für viele anderen Pflegeanwendungen sehr empfehle), dann hast du ein sehr hilfreiches Mittel, um Verbrennungen zu heilen. Schneide ein Blatt ab, entferne die Stacheln an den Seiten und teile es längs in der Mitte. Trage das Gel vorsichtig auf die verbrannten Stellen auf. Es beruhigt nicht nur die Entzündung, sondern beschleunigt spürbar die Heilung und mindert das Abpellen der Hautschichten. Falls du in einem warmen Land bist, schaue dich um. Vielleicht findest die auf der Straße Büsche der Aleo Vera (wie in Südeuropa) oder auf dem Markt Aloe-Vera-Blätter zum Kauf (Südamerika, Asien).

5. Trinken
Unabhängig davon, welches Heilungsmittel du anwendest, denke daran, viel Wasser zu trinken. Verbrannte Haut verliert intensiv Feuchtigkeit. Das beste Getränk ist sauberes Wasser, aber auch frische grüne Säfte oder Zitronenwasser sind vitalisierend und hydrieren die Zellen.
Wenn du einen starken Sonnenbrand erlitten hast, hilft die Behandlung mit natürlichen Mitteln, die äußerst unangenehme Phase zu überstehen. In 2 – 5 Tagen wird der Organismus es geschafft haben, die schwersten Symptome wie Rötung und Schmerzen zu überwinden. Sei geduldig und entferne nicht die abpellenden Reste der verbrannten Haut mithilfe von Peeling, Massagehandschuhen und Bürsten.
Die zarte Haut ist noch nicht regeneriert. Sie kann empfindlich reagieren und schnell beschädigt werden.

HAARE

BEDEUTUNG DER HAARE

In unserer modernen Kultur spielen die Haare eine eher dekorative Rolle. Sie sind dazu da, um daraus eine Frisur zu machen, die eine Angelegenheit der Mode, Bequemlichkeit und des Selbstausdrucks ist. Doch die Haare sind von Natur aus nicht als Dekoration geschaffen. Sie sind natürliche Antennen unseres Wesens, die unserem Organismus nicht sichtbare Lebenskraft verleihen und kosmische Informationen empfangen. Je länger die Antenne, desto besser der Empfang. Unsere Haare sind die Erweiterung des Nervensystems, die Verbindungsträger zum Universum, die Speicher magischer Kraft. Im alten Russland zählte ein dicker Zopf als Symbol weiblicher Schönheit. Dass die Haare Informationsträger sind, wussten die Menschen damals.

Tägliches Bürsten der Haare ist ein bedeutendes Ritual. Menschen in den alten Zeiten haben der Haarpflege besondere Aufmerksamkeit geschenkt. Den Mädchen vom jungen Alter an hat man einen 3-Strang-Zopf geflochten, weil das die Vereinigung der drei Lebenskräfte bedeutete. Der Flechtzopf trägt große Bedeutung in sich. Er verläuft entlang der Wirbelsäule und man glaubte, dass die Kraft des Universums über die Haare in die Wirbelsäule übergeht und den Körper, den Geist und die Seele des Mädchens mit einer besonderen Kraft füllt und sie auf ihre zukünftige heilige Mission der Mutterschaft vorbereitet.

Naturhaare haben nicht nur verschiedene Farben, sondern auch einen unterschiedlichen Aufbau: dicke und dünne, glatte und gelockte. Form und Farbe des Haares spielen eine große Rolle für die tragende Person. Jede Farbe hat ihre eigene Frequenz und die Form wirkt als Empfangsstärke. Jeder Mensch hat die Farbe und die Form des Haares, die seiner Person entspricht.

Die besondere Kraft liegt in der Länge.

Wenn du dich zurückerinnerst, trugen die meisten alten Völker ihr Haar sehr lang. Auch in spirituellen Kreisen haben sowohl Männer als auch Frauen lange Haare. Das hat seinen Grund. In der hinduistischen Kultur bedeuten die Haare Kraftlinien des Universums. Die Götter des alten Ostens, der Antike und der evangelischen Apostel

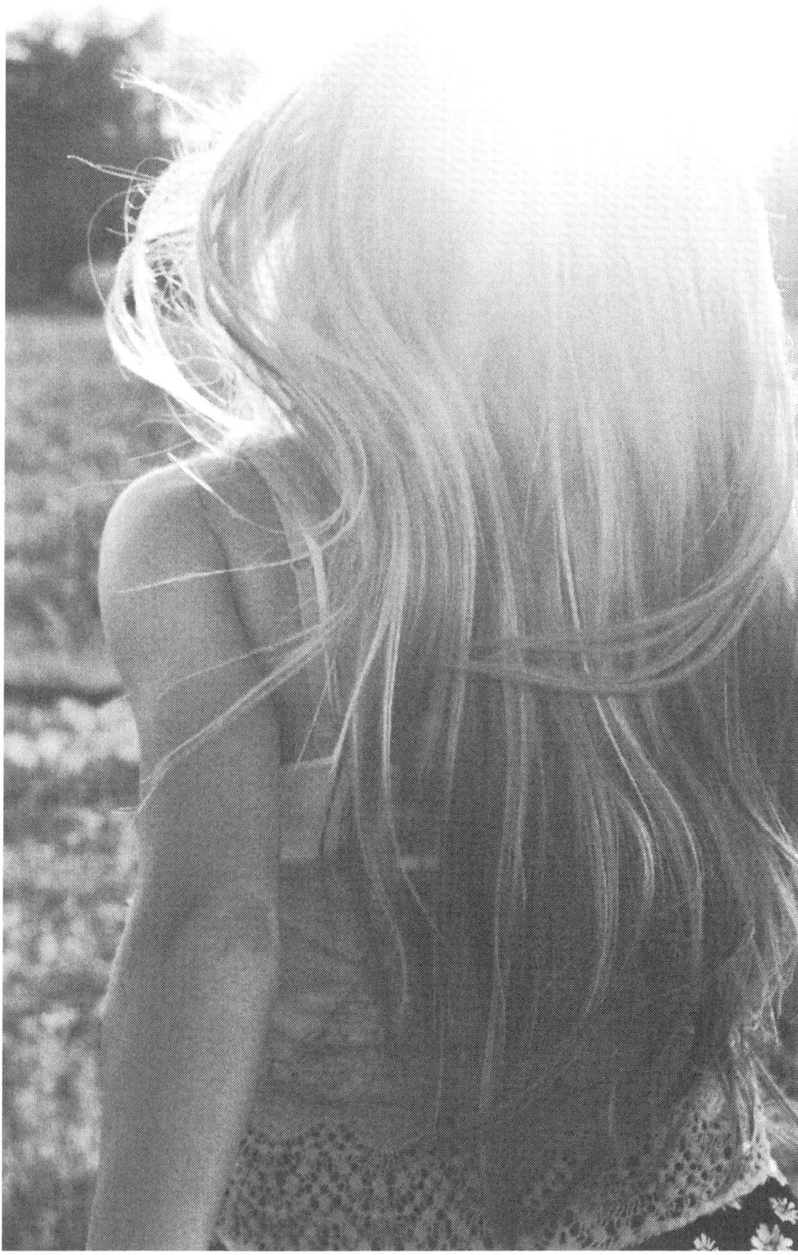

werden meistens mit langen Haaren dargestellt, was auf deren physische Widerstandskraft und psychische Stärke hinweist. Man glaubte, dass in den Haaren die Seele wohnt, und wenn man sie abschneidet, der Mensch seine psychische und physischen Kraft verlieren kann.
Viele Frauen, aber auch Männer berichteten davon, dass, nachdem sie ihre Haare wachsen ließen, sie mehr Sensibilität und Intuition bekamen. Wenn du also bereit bist, mehr Informationen zu empfangen, deine Intuition zu entwickeln oder zu verstärken, dann lass deine Antennen länger werden.
Denke jedoch daran, dass die Haare nicht nur gute, sondern auch negative Energien empfangen. In großen Städten zum Beispiel ist es besser, nicht mit offenen Haaren zu laufen, sondern sie behutsam zu flechten oder zusammenzubinden. In der Natur hingegen ist es schön, die Haare offen zu tragen – so schöpfst du die lebendige Kraft des Kosmos. Die beste Zeit zum Haareschneiden ist bei zunehmendem Mond (zwischen Neumond und Vollmond). So wachsen sie am besten und du wirst auch die alte Energien los, die sich angesammelt haben.

Wenn wir also unsere Haare richtig pflegen, nähren wir unsere Schönheit und Gesundheit, empfangen Kraft und Weisheit und führen die Traditionen unserer Ahnen fort.

HAARE WASCHEN OHNE SHAMPOO

Da ich mich neben der Rohkosternährung für ganzheitliche Gesundheit interessiere, habe ich mir auch über meine Haare Gedanken gemacht. Ich esse rohvegan und bio, sammle Wildkräuter, mache Detox, aber andererseits schmiere ich mir Chemie auf den Kopf. Ich glaube, jeder kommt auf seinem Weg zu mehr Gesundheit und Wohlbefinden früher oder später an diesen Punkt. Ich bin froh, dass ich nun da bin.

Erstens sind Shampoos und andere Haarpflegeprodukte mit chemischen Stoffen geladen, die gefährlich sind, wenn du sie verschluckst. Nur weil du sie dir auf den Kopf schmierst, statt zu schlucken, bedeutet das nicht, dass die giftigen Stoffe nicht in deinen Körper gelangen. Chemikalien in üblichen Shampoos werden über unser größtes Organ, die Haut, absorbiert und mit dem Blut verteilen sie sich über alle Organe und verbleiben zum Teil in unserem Körper.

Zweitens entfernt tägliches Waschen natürliche Öle, die für den Schutz und Glanz der Haare sorgen. Aggressive Chemikalien, die in Shampoos enthalten sind, machen die Haare dünn und die Kopfhaut trocken. Das Schuppenproblem ist auch eine Folge der Shampoobenutzung. Je häufiger wir unsere Haare waschen, desto mehr verlieren

wir natürliches Hautfett und die Kopfhaut fettet verstärkt nach, um die Verluste auszugleichen. Genau deswegen werden die Haare einer modernen Frau schon nach 24 Stunden wieder fettig. Ein Teufelskreis – je mehr Fett, desto öfter die Haarwäsche und die Kopfhaut fettet noch mehr nach.
Silikone sind ein fester Bestandteil so ziemlich aller konventionellen Shampoos, Spülungen und anderen Haarprodukten. Die Werbung verspricht uns, dass sie das Haar pflegen und es seidig, glänzend und leicht kämmbar machen. Achte bewusst darauf, wie die Werbung formuliert ist. Es ist nicht „Ihr Haar ist gesund", sondern „Ihr Haar sieht gesund aus".
Eigentlich sollte jedes Haar von der Kopfhaut aus von einem Talgfilm umgeben sein. Die ganzen chemischen Produkte entfernen diesen natürlichen Talgfilm und täuschen den Pflegeeffekt nur vor. Sie verschönern strapaziertes Haar nur optisch, indem sie den Spliss verkleben und mit einem Silikonfilm überdecken. Silikone sind – wie in Hautprodukten – keine Pflege und bewirken keinen Reparatureffekt. Im Gegenteil, die dichte Silikonschicht blockiert den Kontakt der Haare mit Feuchtigkeit und Luft und beeinträchtigt damit die natürliche Widerstandsfähigkeit der Hautschuppen.

Mit der Zeit sammelt sich so viel Spliss unter dieser Silikonschicht, dass sie die Schäden nicht mehr überdecken kann. Jetzt hilft nur noch Abschneiden. Das Silikon sammelt sich ebenfalls auf der Kopfhaut an und verdeckt den Zugang zu ausreichend Sauerstoff. Das kann zu Haarausfall, schwachem, dünnen Haar und Schuppen führen. Zuletzt war für mich ausschlaggebend, dass ich besseres Haar habe, ohne dass ich irgendetwas Teures kaufen soll. Es ist unglaublich! Die teuren Produkte sind nicht die Antwort. Im Gegenteil, die konventionelle Kosmetik hilft uns nicht schöner zu werden, sie schadet vielmehr. Ich hatte jahrelang Tausende von Euros für Shampoos, Conditioner, Kuren, Stylingprodukte und Glanzmittel ausgegeben und mein Haar ist kein Stück besser geworden, eher dünner, zerbrechlicher und glanzloser. In den letzten Jahren habe ich nur Produkte benutzt, die bio, vegan und natürlich sind.
Ein etwas besseres Gefühl hatte ich schon, jedoch stellte ich bei einem Blick auf die Liste der Inhaltsstoffe fest, dass da immer noch viel zu viele chemische Komponenten enthalten sind.

Wie meine Uroma die Haare wusch

Meine Uroma hatte einen dicken hüftlangen Zopf – selbst mit 80! Sie wusch ihre Haare nur einmal in zwei Wochen und das auch nur mit einer einfachen Handseife. Vor den 1930er Jahren haben Frauen kein Shampoo benutzt, sie haben aber ihre Haare zweimal im Monat gewaschen. Auf den Bildern dieser Zeit sehen Frauen schick aus mit ihrem vollen, schönen Haar und nicht, als ob sie dringend eine Haarwäsche bräuchten.

Doch dann hat Herr Vidal Sassoon eine neue Welt entdeckt. „Wascht die Haare, so oft ihr wollt!", sagte er und bot seine neuen Shampoos und Spülungen feil. Es ist eine reine Marketing-Strategie, nicht die Sorge um unsere Schönheit. Die Frauen begannen ihre Haare immer öfter zu waschen und die Shampoos verkauften sich gut. Mit den neuen Standards haben die Menschen angefangen ihre Haare fast jeden Tag zu waschen. Nicht schwer nachzurechnen, dass die Verkäufe um das Sieben- bis Zehnfache gestiegen sind. In der Folge war nicht nur weniger Geld im Portemonnaie, sondern waren auch die Haare in einem viel schlechteren Zustand als zuvor.
Denn zu häufiges Waschen und industrielle Shampoos irritieren die Kopfhaut und verursachen Schuppen, Pilze, fettiges Haar und Haarausfall.
Es gibt wirklich viele Möglichkeiten und Wege für die Haarwäsche ohne Shampoo.

1. Lavaerde
Anders als tensidhaltige Shampoos schädigt Lavaerde den Säureschutzmantel der Kopfhaut nicht, laugt sie nicht aus und verhindert so das häufige Rückfetten.
Das Haarewaschen wird seltener notwendig. Lavaerde gibt dem Haar seidigen Glanz, Fülle und einen besseren Halt. Ich benutze Lavaerde selber. Habe mir eine Lavaerde von Logona bei Amazon und eine marokkanische Lavaerde aus einem Naturpflegeshop bestellt und bin mit beiden sehr zufrieden, wobei meine Haare nach der Logona-Lavaerde weicher und satter sind als nach der anderen.

Anleitung:
Je nach Bedarf 2 – 3 EL in eine Schüssel geben, mit der doppelten Menge lauwarmen oder kalten Wassers anrühren und ein paar Minuten ziehen lassen. Wer trockene Haare hat, kann einige Tropfen Oliven-, Teebaum- oder Klettenwurzelöl beigeben.
Die Erde kann man wie normales Shampoo anwenden. Haare nass machen, Lavaerde-Mischung drauf, die Kopfhaut gut massieren, spülen. Nicht wundern, es schäumt nicht! Daran musst du dich gewöhnen. Meine neuste Entdeckung: zur Lavaerde 1 TL Natron beigeben und dann erst mit Wasser vermengen. Das gibt eine bessere Konsistenz. Sehr empfehlenswert ist eine Rinse danach: 1 EL Apfelessig oder Zitronensaft auf einen halben Liter Wasser oder einfach nur mit kaltem Wasser spülen.
Durch die Rinse wird die Schuppenschicht geschlossen, der pH-Wert ausgeglichen und das Haar stabil und glänzend. Da bei der Lavaerde der pH-Wert nicht verändert wird und die Haarschuppen nicht mehr aufquellen als bei der Wäsche mit reinem Wasser, gibt es hier auch gute Erfahrungen ohne Rinse. Probiere aus, wie es für dich am besten funktioniert.

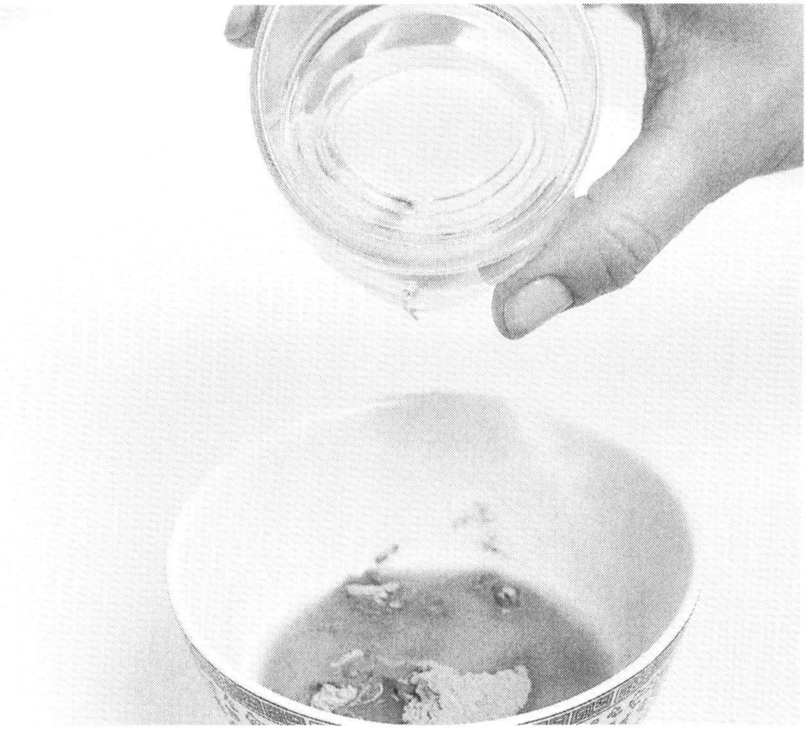

2. Roggenmehl

Roggenmehl ist sanft und schonend zur Kopfhaut und zum Haar und belastet das Abwasser nicht. Du braucht nur geringe Mengen, kommst ohne Plastiktuben und Chemie aus und sparst viel Geld.

Vorgang:

1. Je nach Haarlänge benötigst du 2 – 4 EL Bio-Roggenmehl. Mische es mit etwas lauwarmem Wasser an. Nimm am Anfang lieber wenig Wasser und füge bei Bedarf Wasser hinzu. Rühre die Mischung mit einer Gabel oder einem Schneebesen an, bis eine klümpchenfreie, cremige, shampooähnliche Masse entsteht. Falls du wie ich Vollkornmehl bevorzugst, hast du gröberes Mehl als weißes. Du kannst es vorher durchsieben, bis es feiner wird oder 1 – 2 Stunden vor der Haarwäsche anrühren und ziehen lassen, bis alle Teilchen weich werden.

2. Wende die Mischung wie ein normales Shampoo an. Verteile sie zuerst auf Kopfhaut und Haaransatz, dann in die Längen und massiere die Kopfhaut – so aktivierst du die Durchblutung. Lasse die Roggenmasse ein paar Minuten einwirken, damit die Kopfhaut und das Haar die wertvollen Nährstoffe aufnehmen können.

Denn von den Nährstoffen gibt es im Mehl so einige: Vitamine, Aminosäuren, Mineralstoffe und vor allem das regenerierende und feuchtigkeitsbindende Vitamin B5 (Pantothensäure), das auch in konventionellen Shampoos in chemischer Ausführung enthalten ist.

3. Nun wasche deine Haare gründlich aus. Eine Spülung oder Rinse brauchst du danach nicht. Das Haar ist dank den Nährstoffen weich und glänzend. Roggenmehl absorbiert Schmutzpartikel und hat eine antibakterielle Wirkung. Mein erster Eindruck hat alle Erwartungen übertroffen: Das Mehl lässt sich sehr leicht auswaschen, das Haar ist weich und leicht zu kämmen (ohne Kur oder Spülung) und die Haare fühlen sich kräftig und füllig an. Auch das elektrostatische Problem fliegender Haare hatte ich bis jetzt nicht.

Weitere Vorteile der Haarwäsche mit Roggenmehl:
1. Schon beim Einkauf ist mir aufgefallen, dass Roggenmehl preislich allen anderen Haarwaschalternativen überlegen ist. Ich habe Roggenvollkornmehl in Bio-Qualität von Alnatura gekauft. 1 kg kostet 1,35 Euro. Wenn man für jede Haarwäsche 2 - 4 EL benötigt und die Haare einmal in 4 - 5 Tagen wäscht, dann reicht das für eine ganz schön lange Zeit. Sparsamer geht es nur mit bloßem Wasser.
2. Roggen wird in Deutschland reichlich produziert, also ist das Produkt regional und muss keinen weiten Weg machen. Ökologisch und umweltbewusst!

3. Roggenmehl ist eine wunderbare Art, Schuppen und Jucken auf der Kopfhaut loszuwerden. Vielen Erfahrungsberichten meiner Leser zufolge hat Roggenmehl innerhalb weniger Tage die Kopfhaut von jahrelangen Schuppen befreit. Du kannst auch andere glutenarme Mehlsorten für die Haarwäsche verwenden, wie z.B. Kichererbsenmehl. Weizenmehl eignet sich allerdings keineswegs dafür, da das darin übermäßig enthaltene Gluten die Haare verklebt und nur schwer auswaschbar ist.

3. (Kaiser-)Natron

Gehe wie folgt vor:

- für eine Haarwäsche einen gehäuften Teelöffel in einem Glas lauwarmen Wassers anrühren und das Natron vollständig auflösen; bei langem Haar die Menge verdoppeln
- dann Haare wie gewohnt nass machen, die Mischung auftragen, einmassieren, evtl. kurz einwirken lassen und dann gut ausspülen.
- entfernt die ganzen Silikone und andere Chemikalien aus dem Haar
- Achtung bei gefärbtem Haar: Natron zieht eventuell Farbe
- nicht zu häufig anwenden, höchstens einmal die Woche
- sehr empfehlenswert ist eine Rinse danach, siehe voriger Abschnitt

4. Kräuter

Kräuter als Aufguss sind ein wunderbares und heilendes Mittel für die Haare. Für den Aufguss eignen sich am besten Brennnessel, Birkenblätter und Kamille. Die Kamille zeichnet sich durch beruhigende Eigenschaften aus, Brennnessel hilft bei Haarausfall, Birke ist für ihre wundersamen Eigenschaften für Kopfhaut und Haar seit langem bekannt.
Damit die Kräuter-Spülung ihre volle Wirkung entfalten kann, wende sie regelmäßig einmal pro Woche an. Erhitze etwa einen Liter Wasser und lasse darin 2 – 3 EL Kräuter auf 1 l kochendes Wasser 15 – 20 Minuten ziehen. Nachdem der Aufguss abkühlt ist, damit die Haare waschen, ohne abzuspülen.

5. Naturseifen

Wer keine Zeit oder Lust auf diese Rezepte hat, kann eine Naturseife kaufen. Heutzutage gibt es zum Glück ganz viele tolle Manufakturen für handgemachte Seifen aus Bio-Pflanzenölen. Die Haare werden zwar etwas schneller fettig, können sich aber von Shampooresten erholen und werden gesünder.

6. Nur Wasser

Wenn du Lust und die Möglichkeit hast, kannst du natürlich auf alles verzichten und deine Haare nur mit Wasser waschen. Einfach die Haare gründlich mit Wasser spülen – fertig! Die Wasserhaarwäsche ist für empfindliche Kopfhaut sehr schonend. Dadurch wird versucht, die Haarwäsche allgemein hinauszuzögern.

Haare waschen ohne Shampoo - die Anleitung:

Beginne ganz radikal damit, das Shampoo wegzulassen. Nur so wird es richtig funktionieren. Halte durch! Wenn du die Prozedur der Umgewöhnung auf shampoofrei geschafft hast, mach nicht den Fehler, mal ausnahmsweise Shampoo zu verwenden. Es wird dich sofort auf Ausgangsposition zurücksetzen! Denn du hast den ganzen wiederhergestellten und verteilten Talg komplett entfernt und wirst wieder von vorne anfangen müssen!
Probiere verschiedene Mittel der shampoofreien Wäsche und finde, was dir am besten passt: ob Lavaerde, Natron, nur Wasser oder natürliche Seife.
Wie oft die Haare gewaschen werden sollten, ergibt sich aus der individuellen Beschaffenheit deiner Haare und deinen Lebensverhältnissen.
Besonders vorbeschädigtes, fettiges Haar und eine staubige Umgebung erfordern häufigeres Waschen. Die Abstände zwischen den Haarwäschen verlängern sich mit der Zeit, aber eine feste Regel gibt es dafür nicht.

Um die Fettigkeit etwas zu mindern, massiere 15 – 30 Minuten vor der Haarwäsche den frischen Saft einer halben Zitrone in die Kopfhaut ein.

Bürste deine Haare besonders zu Beginn viel, um den Talg auf die Längen gut zu verteilen. Als Faustregel zur Orientierung: 100 Striche jeden Tag. Am besten sind Bürsten aus Naturstoffen wie eine Holz- oder Bambusbürste. Bürsten ist eine der gesündesten Arten, die Haare zu pflegen.
Die Durchblutung der Kopfhaut spielt bei der Haargesundheit und Haarfülle eine entscheidende Rolle. Achte darauf, dass du während der Wäsche die Kampfhaut ordentlich massierst. So regst du den Haarwuchs an. Schöne Haare wachsen nämlich auf einer gesunden Kopfhaut.

Optimale Variante: Färbe die Haare nicht und benutze ein Minimum an Haarspray oder besser gar keines oder sonst welche Stylingprodukte. Verwende keine Metallspangen und trage die Zöpfe eher locker. Lass sie öfter offen und frei schwingen und die Kopfhaut atmen.
Ernähre dich gesund und bewusst. Unterstütze die Kopfhaut mit dem Weglassen von tierischen, industriell verarbeiteten und chemischen Produkten von innen und außen. Nähre sie mit frischem Bio-Obst, Gemüse und Grün. Vegane, zum größten Teil oder komplett rohköstliche Ernährung liefert dir die perfekten Bausteine für alle Teile deines Körpers, um gut und natürlich zu funktionieren.
Die Schönheit der Haare ist äußerer Glanz und innere Gesundheit. Besonders am Anfang der Umstellung auf shampoofrei unterstütze die Entgiftung deiner Kopfhaut durch frischgepresste grüne Säfte, viel gutes Wasser und frische Luft.
Wenn du vorhast, auf Silikone zu verzichten, solltest du darauf vorbereitet sein, dass nach einer Zeit ganz viel Spliss, Haarbruch und andere Haarschäden plötzlich auftauchen. Es liegt jedoch nicht daran, dass eine Haarwäsche ohne Chemie schlecht für die Haare wäre, sondern daran, dass diese Haarschäden schon vorher existierten und nur mit dem Silikonfilm abgedeckt waren.

DIE ÜBERGANGSZEIT

Es gibt eine Umstellungsphase, während der deine Haare grässlich aussehen können. Diese Phase erfordert vor allem viel Geduld und Durchhaltevermögen. Zu Beginn wird sich die Kopfhaut für all die Jahre chemischer Quälerei revanchieren und für dein Empfinden zu viel Fett produzieren. Du hast ihr so lange Dinge angetan, von denen sie sich erstmal regenerieren muss. Während dieser Phase wird übermäßig viel Talg produziert, um die Haare mit eigenen natürlichen Pflegestoffen zu regenerieren und die natürlichen Prozesse wiederherzustellen.
Doch spätestens nach 4 – 8 Wochen werden sich die Kopfhaut und das Haar von der jahrzehntelangen, ständigen Entfettung so weit selbst reguliert haben, dass du dich

fragen wirst, warum du sie jemals freiwillig der chemischen Keule ausgesetzt hast. Gib deiner Kopfhaut die Chance, wieder in ihr Gleichgewicht zu finden.
Das Allerwichtigste während dieser Phase ist das intensive und regelmäßige Bürsten, um den Talg gleichmäßig auf den Haaren zu verteilen und die Haare mit eigenen natürlichen Stoffen zu pflegen.

Nach einiger Zeit gewöhnst du dich an das neue Waschgefühl und die Fettigkeit nimmt ab, bis sie sogar komplett verschwindet. Die Kopfhaut wird kaum bis fast gar nicht mehr fettig und darf ihre Aufgabe nun selbst erfüllen. Der Haaransatz sieht wieder genauso aus, als hättest du mit Shampoo gewaschen: leicht und glänzend und die Längen sind gesund und genährt.

Ein anderes Problem sind aufgeladene (fliegende) Haare. Sie sind ein Anzeichen von Feuchtigkeitsmangel. Auch diese unangenehme Erscheinung verschwindet mit der Zeit, wenn die Haare mit natürlichem Fett ausreichend versorgt sind und die Struktur wieder gesund ist.

Meine Erfahrung:
Ich benutze Lavaerde jetzt seit April 2013 (fast) ausschließlich und meinen Haaren geht es wunderbar. Sie sind weicher, fülliger, glänzen und fallen schön. Wenn ich mal situationsbedingt mit Shampoo wasche, werden sie wieder ganz schnell fettig. Die Wascherde dagegen wirkt entfettend und ich habe meinen Waschrhythmus auf 4 – 5 Tage verlängert und versuche es mit dem Waschen allgemein hinauszuzögern, indem ich beispielsweise einen Zopf oder einen Dutt binde. Zwar schaffe ich nicht immer eine gnze Woche, aber im Gegensatz zu früher ist es für mich ein großer Fortschritt. Außerdem brauche ich keine Spülungen, Kuren, Packungen oder Stylingprodukte wie Sprühfestiger, Mousse, Gele oder Haarlacke. Somit habe viel mehr Geld für mein Bio-Obst zur Verfügung.

VORTEILE DES SHAMPOOLOSEN WASCHENS

- es reguliert die eigene Fett-Produktion
- mit der Zeit wird die Kopfhaut entspannt und gesund
- die Haare werden natürlich glänzend, gepflegt und füllig
- du verzichtest auf Chemikalien
- hilfst der Umwelt
- sparst eine Menge Geld

Ich kann es jedem wirklich nur ans Herz legen, ohne Shampoo und stattdessen mit alternativen Methoden oder nur mit Wasser zu waschen. Am Anfang ist es vielleicht etwas ungewohnt. Kopfhaut und Haar müssen sich die ersten Wochen daran gewöhnen, allerdings kannst du nichts kaputt machen. Es ist den Versuch wert.

PFLEGETIPPS FÜR DIE HAARE

Aloe Vera für gesunde Kopfhaut
Püriere frisches Aloe-Vera-Gel (Blattmark ohne die grüne Schale) mit ein wenig Wasser und massiere die Mischung in die Kopfhaut. Lass sie 20 – 30 Minuten einwirken und spüle gut aus.

Ingwer gegen Haarausfall
Ingwer stimuliert die Durchblutung der Kopfhaut auf natürliche Weise. Gleichzeitig werden die Haarfollikel und folglich das Haarwachstum angeregt. Ingwer ist ebenfalls ein hervorragendes Mittel gegen Schuppen.

Zubereitung:
Reibe einen 1 – 2 cm langes Stück Ingwer auf einer kleinen Reibe und presse durch eine Gaze oder alte Strumpfhose den Saft aus dem Brei in eine Porzellanschale aus. Trage den Saft auf die Kopfhaut auf und massiere die Kopfhaut energisch 5 Minuten lang, um die Durchblutung zu fördern. Du wirst ein Wärmegefühl bemerken. Dies ist ein Zeichen, dass der Ingwer seine Mission erfüllt.
Lass 15 Minuten lang nachwirken und spüle mit lauwarmem Wasser aus.
Sei konstant in der Anwendung: einen Monat lang jeden zweiten Tag – so wirst du ausgezeichnete Resultate erzielen!

Kokosöl als Kur
Kokosöl gehört zu meiner Haarroutine und ist mein einziger Helfer für starke Spitzen und glänzendes Haar. Es ist eine – besonders am Anfang – sehr effektive Methode, um strapaziertes Haar chemiefrei zu pflegen und ihm seinen Glanz zurückzugeben. Ich verwende die Kokosölkur etwa einmal im Monat. Entweder rund eine Stunde vor der Haarwäsche oder über Nacht, was dank längerer Einwirkzeit wesentlich effektiver ist. Aber nicht jedes Kokosöl ist für die Haarpflege geeignet, denn nur unbehandeltes, naturbelassenes Öl enthält alle Nährstoffe, die das Haar braucht. Zum pflegenden Styling einfach bei Bedarf eine winzige Menge in den Fingern schmelzen lassen und in die Haarspitzen verteilen.

HAARE FÄRBEN

Haare mit chemischen Haarfärbemittel zu färben, ist keine gute Idee, nicht nur für die Gesundheit der Haare, sondern auch aus energetischer Sicht. Wie oben beschrieben hängt von der Farbe und Form der Haare ab, welche Informationen du aus dem Universum empfängst. Wenn du fremde Information empfängst, wird es auch schwierig für dich, deine Bestimmung zu finden. Aber auch aus rein gesundheitlicher Sicht handelt es sich beim Verändern der natürlichen Haarfarbe mit Chemie um schwere Haarbeschädigung. Die Inhaltsstoffe der Haarfarben enthalten viele bedenkliche Stoffe, darunter krebserregende.

Susanne Kehrbusch, die Gründerin eines biologisch-ganzheitlichen Friseurgeschäfts und Autorin des Buches „Alles klar mit Haut und Haar“ schreibt in ihrem Buch wie folgt: [9]

> Bei Anwendung der so genannten Haarfarbe werden mittels Oxidation Farbstoffe fest im Haar eingelagert und bauen sich nicht mehr komplett ab. Die Farbe muss herauswachsen und das behandelte Haar nach und nach abgeschnitten werden, wenn man zur natürlichen Ursprungsfarbe zurück möchte. Um die Farbpigmente im Haar aufziehen zu können, werden Quellmittel gebraucht, in der Regel Ammoniak. Das Haar verliert Substanz und Feuchtigkeit, wird auf die Dauer trockener und schlechter kämmbar. Unabhängig von allen Werbe- und Produktaussagen – haarschonende oder gar pflegende, aufbauende Haarfarbe gibt es nicht, die Haarstruktur leidet immer.

Beim Blondieren wird das Haar zwar nicht gefärbt, weil da keine Farbstoffe enthalten sind, doch ist dieser Prozess extrem zerstörerisch für die Haare. Sie werden durch die Einwirkung der Hauptbestandteile Wasserstoffperoxid und Ammoniumpersulfat entfärbt, indem ihnen die eigene Farbsubstanz entzogen wird. Das Haar wird extrem strapaziert und porös und das sieht man den Haaren auch an. Wenn sie nicht mit Silikonen bedeckt sind, sehen sie trocken, strohig und glanzlos aus.

Ich habe 15 Jahre lang meine Haare auf den hellsten Ton blondiert und konnte mir im schlimmsten Traum nicht vorstellen, meine eigene Haarfarbe zu tragen. Sie kam mir so straßenkötermäßig und unscheinbar vor. Es war schon eine ganz schöne Herausforderung für mich nach so vielen Jahren als extreme Pamela-Blondine.
Ich hatte einfach Panik davor, dass mich niemand mehr beachten würde. Je mehr ich

den natürlichen Weg ging, desto mehr wurde mir klar, dass irgendwann auch die Haarfarbe dran sein würde. Zuerst bin ich auf Strähnchen umgestiegen – immerhin sind über die Hälfte der Haare Natur und die Psyche muss nicht so einen harten Schlag erhalten. Irgendwann wurde mir tief im Inneren bewusst, dass die Natur den perfekten Farbton für mich passend zu meiner Haut und meinen Augen ausgesucht hat. Zuerst war diese Stimme ganz leise und kaum merkbar, doch mit der Zeit wurde sie immer lauter. Eines Tages stellte ich überrascht fest, dass mir meine Haarfarbe tatsächlich steht. Meine Augen kommen dadurch besser zur Geltung und ich sehe weicher, weiblicher und ruhiger aus. Als ich dann die Fotos von mir mit dem verbrannten platinblond sah, kam mir die Farbe sehr fremd und komisch vor.

Ob das vielleicht auch an einer besseren Ernährung liegt?

Was ich dir sagen will, falls du noch Farbe in den Haaren hast und deine eigene Farbe am Ansatz nicht magst: Vertraue einfach! Auf die ganze Länge verteilt sieht das ganz anders aus und wird durch Licht und Sonne zu einem wunderschönen natürlichen Farbspiel! Die Farbe wird dir hervorragend stehen und dich in einer geheimnisvoll bezaubernden Schönheit erstrahlen lassen, die die Chemie-Anhänger und auch dich selbst staunen lassen wird!

Unsere Haarfarbe wurde speziell für unsere perfekte Erscheinung geschaffen. Sie harmoniert wie keine andere mit unseren Augen, Hautton, Gesichtszügen und unserem geistigen Wesen. Wir brauchen unsere Haarfarbe nicht durch Chemie zu verändern, um attraktiver zu sein. Wenn du meinst, dass dir deine Naturhaarfarbe nicht steht, dann frage dich selbst, wie es bei Männern funktioniert, dass ihnen ihre Haarfarbe irgendwie immer steht?

Wenn du jedoch noch nicht bereit bist die Lust, zu dekorieren und zu färben, komplett abzulegen, dann gibt es da ganz tolle, natürliche Möglichkeiten. Sie sind zwar bei weitem nicht so wirksam, da sie die Struktur der Haare nicht angreifen, dafür halten sie das Haar gesund und glänzend und erfüllen dein Bedürfnis nach Verschönerungsritualen.

PFLANZENHAARFARBE

Wenn du dir unbedingt die Haare färben möchtest, dann stellen die Pflanzenhaarfarben die einzige gesunde Alternative dar. Die Gerbsäure der Pflanzenbestandteile umschließt das Haar. Dies führt dazu, dass das Haar in den ersten paar Wochen nach der Färbung mehr Volumen bekommt. Die Talgdrüsen einer fettenden Kopfhaut beruhigen sich, das Haar kann Feuchtigkeit einlagern, wird gestärkt und weniger splissanfällig. Henna ist die bekannteste von allen Pflanzenhaarfarben.

Wissenswertes über Pflanzenhaarfarbe:
Während synthetische Haarfarbe den Farbton der Haare radikal verändert, kann Pflanzenfarbe immer nur auf der Basis der Ursprungsfarbe einen Farbton erzeugen. Sie kann deine Originalfarbe nicht komplett abdecken und weder deutlich heller noch dunkler färben.
Der Farbstich kann jedoch verändert werden, z. B. rötlichen Schimmer bekommen.
Pflanzenfarben haben durch ihre strukturglättende Eigenschaft eine reparierende Wirkung. Sie reparieren und glätten durch den pflanzlichen Säureanteil die Schuppenschicht der Haare.
Das Endergebnis der Färbung ist nicht genau vorhersehbar, da die Farbe nicht aggressiv ist. Bei jeder Anwenderin wird ein individuelles Farbergebnis erzeugt. Vorsicht bei blondierten oder hellgefärbten Haaren: Das Ergebnis kann unerwartet ausfallen! Zuerst an einer Strähne testen.
Die Farbpigmente der Pflanzenhaarfarbe bauen sich sehr langsam ab, so dass meistens kein deutlich zu sehender herausgewachsener Ansatz entsteht.
Aufgrund der sanften Übergänge beim Nachwachsen besteht kein Nachfärbezwang. Du kannst entscheiden, wie oft du nachfärben möchtest.
Bei hellen blonden Haaren kannst du einen schönen Goldton erreichen, bei dunklerem Haar kann helle Henna nur Glanz geben.

HAARE NATÜRLICH AUFHELLEN

Dieses Mittel ist einfach, sehr bekannt und beliebt, da es schnell sichtbare Resultate bringt, funktioniert allerdings am besten bei sonnigem Wetter im Sommer oder im Urlaub. Befeuchte vor dem Haarewaschen die Haare mit Zitronensaft und massiere den Saft ein. Die beste Wirkung erzielst du, wenn du damit für 30 bis 60 Minuten in die Sonne gehst. Wenn du gepflegt aussehen möchtest, kannst du nach der Haarwäsche auch mit Zitronenwasser (½ Liter Wasser mit Zitronensaft) spülen und danach eine Weile in die Sonne gehen. So werden die Haare aufgehellt und bekommen einen schönen Glanz. Wende dieses Mittel mindestens einmal pro Woche an, um einen aufhellenden Effekt zu erzielen.

ZÄHNE

WARUM ROHKÖSTLER ZAHNPROBLEME HABEN

Da mich das Thema selbst sehr interessiert und meine Zähne in der Vergangenheit selbst überempfindlich reagiert haben, habe ich lange recherchiert, um den Ursachen für Zahnprobleme bei der Rohkost-Ernährung näher zu kommen.
Es scheint, dass ziemlich viele Menschen, darunter auch Rohköstler Probleme mit den Zähnen haben. Am häufigsten kommen empfindliche Zähne und Karies vor.
Sie treten nicht nur zu Beginn der Umstellung als Anfängerfehler oder Entgiftung auf, wie manchmal behauptet wird, die Probleme bleiben oft bestehen und lösen sich nicht von allein, wenn man sie nicht ernst nimmt und sich nicht bewusst um sie kümmert. Was liegt diesen Problemen zugrunde?

Hier sind die vier Hauptgründe für Zahnprobleme bei Rohköstlern:
1. zu häufiges Essen von süßen und säurehaltigen Früchten
2. Essen von unreifem und überzüchtetem Obst
3. Entzug von Mineralstoffen bei intensiver Entgiftung
4. übermäßiges oder falsches Putzen

1. Süße und saure Früchte
Früchte sind gut für deinen Körper, aber manchmal schlecht für die Zähne.
Frisches Obst ist gesund, voll Vitamine, bunt und ein idealer Snack. Der Grund, warum Früchte so herrlich süß sind, ist, dass sie voll mit natürlichem Zucker sind. Trockenobst enthält natürlichen Zucker in konzentrierter Form, da das Wasser entzogen wurde.

Die Säuren, die in den sauren Obstsorten enthalten sind, lösen die Mineralien im Zahnschmelz. In übermäßigen Mengen können die süßen und säurehaltigen Früchte auf Dauer die Zähne schädigen, besonders wenn die Früchte ohne Grün gegessen werden. Wichtigstes Anzeichen ist eine gesteigerte Empfindlichkeit der Zähne. Für den Körper kommt noch die ungünstige Lebensmittelkombination von Säure und Zucker hinzu. Deshalb müssen wir aber nicht auf frisch gepressten Orangensaft oder einen frischen Apfel verzichten. Kurzes Ausspülen mit Wasser spült die Säuren weg und verhindert das Angreifen des Zahnschmelzes.
Ständiges Essen ist ebenfalls einer der größten und unbeachteten Risikofaktoren für die Zähne. Es ist eine gerade in der Rohkost-Bewegung sehr verbreitete und in vielen Aspekten ungesunde Angewohnheit. Nicht nur die Zähne werden mit der

permanenten Nahrungsverarbeitung dauerhaft belastet, sondern auch die Bauchspeicheldrüse und andere Verdauungsorgane. Sowohl Zähne als auch die Bauchspeicheldrüse brauchen ausreichende Pausen zwischen den Mahlzeiten, in denen sie sich erholen und regenerieren können. Außerdem braucht die Mundflora Zeit, um Säuren zu neutralisieren und Zahnschmelz zu reparieren.

Beachte daher möglichst folgende Grundregeln:

Es ist für die Gesundheit und das Wohlbefinden sowohl der Zähne als auch der anderen Organe notwendig, zwischen den Mahlzeiten wenigstens 3 bis 5 Stunden zu pausieren!

2 bis 5 konkrete sättigende Mahlzeiten ohne Snacks zwischendurch ermöglichen die Regeneration.

Auch die konsequente natürliche Reinigung der Zähne nach zucker- und säurehaltigen sowie klebrigen Lebensmitteln ist wichtig.

Grünes Blattgemüse und Wildkräuter sind zum Ausgleich der Früchte und zur Remineralisierung der Zähne enorm wichtig. Sie sollten in großer Zahl zu und nach Obst oder Gerichten, die Obst enthalten, gegessen werden. Eine gesunde Alternative ist zum Beispiel nach einer Fruchtmahlzeit an Sellerie zu knabbern. Damit hast Du eine natürliche Zahnseide. Ist das nicht möglich, spüle nach einer säurehaltigen Mahlzeit oder einem säurehaltigen Saft den Mund mit Wasser aus.

2. Unreifes und überzüchtetes Obst

Unreifes Obst ist ein bedeutendes und leider unterschätztes Problem, vor allem in Deutschland und nördlichen Ländern. Viele Rohköstler leben fast ausschließlich von Früchten. Im Prinzip wäre das bei wilden Früchten kein Problem. Aber die vielen überzüchteten Hybrid-Früchte und kernloses Obst (einschließlich Bananen) sind mit Vorsicht zu genießen. Wenn du in Supermärkten viel importiertes Obst kaufst, bist du schon so an unreife Früchte gewöhnt, dass du sie für normal hältst. Dabei ist das unreife Obst überhaupt nicht für den Verzehr geeignet, da die Umwandlung der Fruchtsäuren darin noch nicht abgeschlossen und die chemische Zusammensetzung für die Verdauung unvorteilhaft ist. Die besten Alternativen sind regionale und saisonale Früchte und Gemüse von Bio-Märkten, Wochenmärkten und Hofläden.

Rohkostversender sind auch hervorragend, was die Reife angeht. Wer einen eigenen Garten hat, sollte am besten so viel wie möglich selbst anbauen und reif ernten.
Die heimischen Himbeeren, Blaubeeren, Johannisbeeren und auch Wildfrüchte sind hervorragende Mineralstofflieferanten.
Der Verzehr von mineralstoffarmen, aber zuckerreichen Früchten aus Hybrid-Züchtungen kann bei Rohköstlern ebenfalls gesundheitliche Probleme mit den Zähnen verursachen. Da diese Früchte nur sehr wenige Nährstoffe enthalten, können sie zudem den Stoffwechsel beeinträchtigen.

3. Intensive Entgiftung

Was hat Entgiftung und unreifes Obst mit den Zähnen zu tun? Wenn du abrupt auf Rohkost umsteigst, viel Früchte ohne Grün verzehrst und nicht auf eine verstärkte Mineralstoffzufuhr achtest, können die Entgiftungsprozesse deine Zähne schädigen.
Die frei gesetzten Gifte schaffen einen Überschuss an Säuren im Blutkreislauf.
Um die Säuren zu neutralisieren, zieht der Körper Kalzium aus Knochen und Zähne.
Vor allem häufiger Verzehr von unreif geerntetem Obst bringt ein Ungleichgewicht in den Körper, wodurch große Mengen an Kalzium aus den Zähnen und Knochen genommen werden. So kann eine Entmineralisierung entstehen, die Karies und eine Überempfindlichkeit der Zähne verursacht.
Deswegen sind grüne Gemüse und Kräuter sehr wichtig bei der Rohkost-Ernährung!
Am besten ist es, täglich reichlich ½ bis 1 Liter Grüner Säfte oder Smoothies zu trinken. Säfte oder Smoothies, weil sie schneller, leichter und vollständiger aufgenommen werden können.

4. Falsches Zähneputzen

Es ist sinnvoll nach dem Verzehr klebriger Speisen wie Datteln oder anderer Trockenfrüchte dafür zu sorgen, dass keine Reste an und zwischen den Zähnen hängen bleiben. Auch wenn du frisches Obst und Gemüse isst, bleiben deren Fasern oder kleine Samen zwischen den Zähnen hängen, was zum Gammeln dieser Fasern und folglich schlechtem Atem führen kann.

Direkt nach dem Essen solltest du den Mund mit Wasser ausspülen und eventuell die Zahnzwischenräume mit ökologischer Zahnseide reinigen. Das hilft das saure Milieu im Mund zu neutralisieren und die meisten Essensreste zu entfernen.
Sofort nach dem Essen Zähne zu putzen ist eher schädlich. Wenn du es doch tust, werden die von der Säure gelösten Mineralstoffe weggeputzt. Warte daher mindestens eine halbe Stunde mit dem Zähneputzen. Stattdessen kannst du zum Reinigen deiner Zähne und gleichzeitig zur besseren Versorgung mit Mineralstoffen hartes, faserreiches Gemüse wie Fenchel oder grüne Blätter oder Wildkräuter kauen.

Einige Rohköstler empfehlen, die Zähne gar nicht zu putzen. Obst wie Äpfel würden diese Aufgaben übernehmen. Ich finde, dass Zähneputzen in unserer modernen Welt schon angebracht ist, verzichte jedoch persönlich auf herkömmliche chemische Zahnpasta. Wenn du die Zähne mit der Zahnbürste putzt, verwende keine konventionelle Zahncreme – das ist pure Chemie und kann unmöglich gesund sein! Am besten nur einmal am Tag Zähne putzen, um den Zahnschmelz nicht unnötig abzureiben.
Für meine Zahnpflege benutze ich biologisches, kaltgepresstes Kokosöl zum Ölziehen und zum Putzen abwechselnd Natron, Heilerde oder Xylit sowie Zahnseide. Das Kokosöl kommt beim Ziehen überall hin, wo die Zahnbürste nicht hinkommt, und wirkt gut gegen Viren, Pilze, Parasiten etc. und auch ganz gut gegen Bakterien. Die Heilerde mineralisiert die Zähne, das Natron hilft den von Grünen Smoothies verfärbten Zähnen wieder ein natürliches Weiß zu geben. Da die Zähne Mineralstoffe anziehen und aufnehmen, funktioniert die Verfärbung in beide Richtungen. Nach dem Zähneputzen etwas Xylit in den Mund zu nehmen und 2 Minuten hin- und herzuziehen, ist gut, um den Zähnen die Stärkung zu geben, die sie brauchen.

Xylit
Birkenzucker, auch Xylit genannt, sieht aus wie Zucker und schmeckt auch so, bietet jedoch eine kluge und gesunde Alternative zu gewöhnlichem Haushaltszucker.
Er ist kalorienarm, zahnschonend, für Diabetiker geeignet und lässt den Blutzuckerspiegel nicht stark ansteigen. Zur Kariesprophylaxe eignet sich Xylit sehr gut, da er den Säure-Base-Haushalt im Mund ausgleicht. Seine Wirkung basiert darauf, dass die karieserzeugenden Bakterien das süße Xylit gerne essen, es aber nicht verdauen können. Ihr Stoffwechsel bricht zusammen und sie sterben. Somit wird ihre Vermehrung unmöglich, schädliche Säuren können den Zahnschmelz nicht mehr angreifen und Karies kommt gar nicht erst zustande. Xylit kann auch die Mineralisierung des Zahnschmelzes unterstützen und bei kleineren Kariesstellen heilend wirken.
Achte darauf, dass du qualitatives Xylit kaufst!

Anwendung:
Einen halben Teelöffel Xylit im Mund auflösen und die Zähne damit putzen.
Die Flüssigkeit ausspucken, ohne mit Wasser nachzuspülen. Danach mindestens eine halbe Stunde nichts essen oder trinken.
Wenn du Xylit ca. 2 Minuten im Mund lässt und durch die Zähne ziehst, dann legt sich für ca. 2 Stunden eine Schutzschicht um die Zähne, an der sich die schädlichen Bakterien nicht mehr festhalten können. Diese Prozedur wirkt am besten vor dem Schlafengehen. Die Zähne werden in der Nacht nicht durch Kauen, Säuren oder Bakterien gestört. So hält der Schutzfilm viel länger.

BITTE LÄCHELN: DAS GEHEIMNIS GESUNDER ZÄHNE

Wie oft putzt du deine Zähne? Wahrscheinlich ein- oder zweimal am Tag. Und wie oft hast du darüber nachgedacht, was alles in der Zahnpasta, die du Tag für Tag, Monat für Monat benutzt, drinsteckt? Wahrscheinlich – genauso wie ich bis vor kurzem – nie. Genauso wie ich hast du den Empfehlungen des Verbandes Deutscher Zahnärzte vertraut.

Nachdem ich über die Schädlichkeit von Fluorid gelesen habe, ist mir aufgefallen, dass ich nie zuvor auf die Idee gekommen bin, die Zutatenliste auf der Verpackung von Zahnpasta zu lesen. Ganz zu schweigen, über die Zutaten selbst mehr erfahren zu wollen. Ehrlich gesagt, erinnere ich mich an die Infos über Fluorid & Co. nur aus der Werbung.

Zu meiner Überraschung habe ich bereits nach kurzer Recherche viel Interessantes über die gängige konventionelle Zahnpasta und die Wirkung darin enthaltener Substanzen erfahren. Ich stehe noch immer unter leichtem Schock und fühle mich ganz schön vera****t.

Die Idee der Natur

Im Idealfall herrscht im Mund ein fein abgestimmtes Gleichgewicht, sowohl chemisch (der pH-Wert) als auch biologisch (Mikroorganismen). Die Natur hat für alles einen Grund. So sind auch die vorhandenen Mundbakterien kein Versehen der Schöpfung. Sie zwingen uns nicht zu deren Vernichtung und zum Kauf von desinfizierenden, aggressiven Zahnpasten und Wässern, sondern sind in ihrer Zusammensetzung optimal auf Gesundheit, Abwehrkraft und Verdauung abgestimmt. Es sind keine Krankheitserreger, sondern Gesundheitshüter. Stören wir dieses Gleichgewicht mit antibakteriellen, desodorierenden und anderen chemischen Zusätzen in Zahnpasten und Mundwässern, ist es kein Wunder, wenn anschließend Karies, Parodontitis und andere Krankheiten entstehen.

DIE WAHRHEIT ÜBER ZAHNPASTA

Es gibt Medikamente, die unter die Zunge gelegt werden müssen und sich dort auflösen. Sie gelangen innerhalb weniger Sekunden durch die Mundschleimhaut in die Blutbahn und verteilen sich im gesamten Körper. Zahnpasta ist zwar kein Medikament, dennoch werden ihre Inhaltsstoffe ebenfalls über die Mundschleimhaut aufgenommen und gelangen so besonders schnell in den Blutkreislauf. Wir ahnen nichts von den Auswirkungen und putzen brav nach Vorschrift – meist mehrmals täglich – mit der aromatisierten, aggressiven und schön verpackten, giftigen Substanz unsere Zähne. Ein desinfizierendes und kariesbekämpfendes Mundwasser rundet die vorbildliche Zahnpflege ab.

Die konventionellen Zahnpflegeprodukte enthalten meistens hoch giftige Zutaten, die du bewusst niemals freiwillig in den Mund nehmen würdest. Nicht einmal dann, wenn du sie nach wenigen Minuten ziemlich unbeschadet wieder ausspucken könntest. In Wirklichkeit sieht es etwas anders aus: Wenn du Zahnpasta ausspuckst, dann spuckst du nicht mehr das aus, was aus der Tube kam. Der giftigste Teil dringt unbemerkt während des Zähneputzens durch die Mundschleimhaut in deinen Körper, so dass du im Endeffekt alles andere als unbeschadet bleibst. Das allein durch die tägliche, konventionelle Zahnpflege.

Hier sind einige der geläufigsten Zutaten von Zahnpasta, auf die unser Körper gerne verzichtet, und deren Wirkung:

- **Fluoride und Aromen:**
  schleichende toxische Wirkung, Verlangsamung des Stoffwechsels
- **Triclosan:**
  stark antibiotisch wirksam, zerstört nicht nur schädliche Bakterien, sondern auch die gesunden Bakterien der Mundflora
- **Natriumlaurylsulfat:**
  ist ein Tensid, allergieauslösend und hautreizend
- **Abrasiva (Schleifmittel):**
  übermäßige Sensibilität der Zähne durch Abtragen des Zahnschmelzes
- **Parabene:**
  Beeinflussung des Hormonhaushalts, besonders bei Jungen
- **Künstliche Süßstoffe und Zuckeraustauschstoffe:**
  kariesfördernd

Am besten liest du die Zutatenlisten der von dir verwendeten Mundhygieneartikel und entscheidest dann, ob du sie verwenden möchtest.

Bio-Zahnpasta

Es muss nicht die Chemietube aus dem Supermarkt sein. Glücklicherweise haben wir noch die Wahl und können uns für Zahncremes entscheiden, die fast ohne diese giftigen Zutaten auskommen. Zahnpasta in Naturkosmetik-Qualität gibt es bereits seit Jahrzehnten. Sie erledigt ihren Job weitaus nachhaltiger und ohne allzu viele zerstörerische Folgeschäden. Jedoch enthalten auch natürliche Zahnpasten – obwohl weniger toxisch – oft Glycerin, das an den Zähnen kleben bleibt. Damit verhindert es die Remineralisierung und trägt zur Entstehung von Karies bei. Außerdem stehen viele andere unnatürliche Stoffe auf der Zutatenliste.

UNGEWÖHNLICHE, ABER SINNVOLLE ÖKO-ALTERNATIVEN

Willst du dich auf die notwendige und komplett chemiefreie Pflege beschränken, reicht Heilerde, Salz, Aktivkohle und notfalls eine Prise Natron aus. Folgend habe ich diese natürlichen Zahnreinigungsmittel, deren Anwendungen und Wirkungen aufgelistet.

Zahnsalz

Übt eine reinigende Wirkung auf die Zahnoberfläche aus und löst sowohl weiche (Plaque) als auch harte Verunreinigungen (Zahnstein), ohne den Zahnschmelz anzugreifen. Das Zähneputzen mit dem Zahnsalz kräftigt erwiesenermaßen das Zahnfleisch und fördert die Selbstreinigung des Mundraumes. Ebenso für Menschen mit empfindlichem Zahnfleisch und Zähnen geeignet.

Natron

Ein bewährtes Hausmittel aus Omas Zeiten ist die Zahnpolitur mit Soda (Natron). Es schleift den Zahnbelag ohne schädliche Chemie ab. Einfach das Pulver in eine leere Glasdose geben, die feuchte Zahnbürste hineintunken und ab in den Mund. Diese Reinigungskur solltest du deinen Zähnen allerdings nicht öfter als einmal die Woche gönnen. Zu viel davon könnte den Zahnschmelz angreifen.

Aktivkohle

Ein perfekter Aufheller! Auf Dauer sehr wirksam als entfärbender Zahnreiniger für glatte und weiße Zähne als Resultat. Auf die Zahnbürste geben und losschrubben. Sieht ziemlich gruselig aus, bis man es ausspült.

Heilerde/Lavaerde

Seit Urzeiten heilt und reinigt sie wirksam, völlig natürlich und ohne Nebenwirkungen. Ihre Wunderwirkung ist sehr vielseitig. Dass man sie für kosmetische Zwecke einsetzt, wissen viele. Aber dass die Heilerde als Zahnreinigungs- und -heilmittel benutzt wird, ist weitestgehend unbekannt! Heilerde stellt eine der besten natürlichen Quellen der wichtigsten Mineralstoffe, unter anrühren, das ganze in ein Döschen füllen und nach Bedarf verwenden. Soll es mehr nach Paste aussehen und einen etwas besseren Geschmack haben, hier ein paar einfache Rezepte:

Heilerdepaste:

- 100 g feine Heilerde (weiß)
- eine Messerspitze gutes Meer- oder Salinensalz
- destilliertes oder abgekochtes Wasser
- ca. 4 – 5 Tropfen Minzöl

Vermenge die Heilerde mit dem Meersalz. Gebe nur so viel Wasser hinzu, dass eine cremige Masse entsteht. Ganz zum Schluss kannst du einige Tropfen Minzöl zugeben.

Sieht zwar nicht so schön aus wie gekauft, aber funktioniert super. Die Minze gibt nicht nur einen frischen Atem, sondern hat auch antibakterielle Eigenschaften. Wegen der geringen Haltbarkeit fertige keine großen Mengen dieser Zahnpasta an. Brauche sie am besten innerhalb einer Woche auf.

Xylitpaste

Xucker (Xylit, Xylitol) ist ein natürliches Süßungsmittel und wird aus Birkenholz oder Maiskolben gewonnen.

Zutaten:

- 1/4 Tasse Bentonit oder Zeolith
  (nicht bei Metallkronen oder Amalgam verwenden)
- 1 TL Natron
- 6 TL Wasser
- 5 Tropfen Pfefferminzöl oder Teebaumöl
  (das Öl muss zur oralen Einnahme geeignet sein)
- nach Geschmack Xylitol zum Süßen
- ½ TL kaltgepresstes Kokosnussöl

Gewürzsalz

Zutaten:

- einige TL jodfreies Salz (gutes Meer-, Himalaya- oder Salinensalz)
- getrocknete, zerriebene Kräuter je nach persönlicher Vorliebe, z. B. Minze oder Thymian
- fein gemahlene Gewürze nach Geschmack, z. B. Gewürznelken, Muskat und Zimt
- feine Tonerde (bei starkem Zahnbelag)

Gut durchmischen und in einem schönen Behälter aufbewahren.
Anwendung: Zahnbürste anfeuchten, in das Gewürzsalz tunken, Zähne gut putzen. Danach gründlich spülen, sonst hast du dekorative Gewürze zwischen den Zähnen.

Zitronenpulver

Zutaten:

- Kieselerde/Lavaerde
- Bio-Kräuter fein gemahlen, nach Belieben: Salbei, Gewürznelke, Fenchel, Thymian, Majoran, Schwarzkümmel
- Zitronenschale

Alles gut vermischen, fertig. Anwendung siehe Gewürzsalz.

ÖLZIEHEN MIT KOKOSÖL

Eine wunderbare Alternative zu den sulfat- und fluoridüberladenen Zahnpasten ist Kokosöl. Sogar die allgemeine Wissenschaft hat jetzt die Wunderkraft der Kokosnuss anerkannt! Nicht nur um Karies zu bekämpfen und die allgemeine Mundgesundheit zu verbessern, sondern auch um Candida-Hefepilze zu bekämpfen. Einer Studie des Athlone Institute of Technology in Irland zufolge erwies sich Kokosöl als Sieger im Kampf gegen Karies auslösende Bakterien.

Eine erwähnenswerte Methode ist das Ölziehen. Diese Prozedur reinigt nicht nur den Mund, sondern hat auch eine positive Entgiftungswirkung auf den ganzen Körper. Kokosöl ist das beste Mittel dafür. Diesen Stellenwert verdankt es nicht zuletzt seinen antibakteriellen, antiviralen, antifungalen und antiparasitären Eigenschaften.

Es ist wichtig, dass du hochqualitatives, biologisches und kaltverarbeitetes Öl dafür verwendest.

Vorgang:
Nimm morgens nüchtern (nicht einmal Wasser vorher trinken) 1 EL Kokosöl in den Mund und zieh die Flüssigkeit etwa 15 – 20 Minuten zwischen den Zähnen hin und her. Anschließend das Öl (inklusive der Keime) ausspucken. Danach solltest du den Mund mehrmals mit warmem Wasser ausspülen, bevor du schließlich deine Zähne wie gewohnt putzt oder etwas isst.

NATÜRLICHE ERFRISCHUNG DANK NELKEN

Statt chemiebeladenen Kaugummis oder Erfrischungsbonbons kann man getrocknete Nelke benutzen. Sie erfrischt den Atem, hilft bei Zahnschmerzen und hat ebenfalls antibakterielle und antivirale Eigenschaften. Das intensive Aroma und der charakteristische Geschmack von Nelken stammen vom ätherischen Öl Eugenol. Dieser antibakterielle Bestandteil macht sie zur Heilpflanze. Viele Zahnärzte verwenden reines Nelkenöl als Desinfektionsmittel bei Zahnentzündungen. Auch im Essen entfalten Nelken neben ihrer Würzkraft angenehme Effekte: Sie fördern die Verdauung und helfen gegen Blähungen. In Nordafrika kauen die Menschen für einen gut duftenden Atem auf Nelken – wie wir auf Kaugummi. Gute Idee!

MUSS DIE ZAHNBÜRSTE AUS PLASTIK SEIN?

Plastikbürsten und verschwenderische Verpackungen verursachen jede Menge unnötigen Müll. Muss das sein? Wer sich außerdem beim Zähneputzen kein Plastik in den Mund stecken möchte, hat jetzt wunderbare Alternativen: die Holz- und Bambus-Zahnbürsten. Ich habe sie für mich entdeckt und bin mehr als zufrieden!

Am Anfang sind sie ein wenig gewöhnungsbedürftig und man benötigt etwas Zeit für die Umstellung. Das Mundgefühl ist vollkommen anders als bei den jahrelang angewandten Kunststoff-Zahnbürsten. Nach zwei Tagen ist dies jedoch vorbei und du wirst den Unterschied zur Plastikversion vergessen haben.

NATÜRLICHES HOME BLEACHING: WEISSE ZÄHNE MIT KURKUMA

Weiße Zähne sind attraktiv und ein Zeichen von Gesundheit, es ist aber für viele Menschen nicht so einfach weiße Zähne zu haben. Viele greifen sogar zum chemischen Bleichen, ohne sich vorher genau zu informieren, was sich hinter der Prozedur verbirgt. Gebleichte Zähne können mit unsichtbaren Hohlräumen gespickt sein. Dies gilt besonders für die Zähne, die mit herkömmlichen Aufhellern behandelt worden sind. Die meisten dieser Weißmacher bleichen die Zähne mit konzentriertem Wasserstoffperoxid, das die Zähne schwer beschädigt. Dies ist keineswegs überraschend, sondern absolut logisch, da diese Methode die guten Mikroorganismen und die Struktur der Zähne schwächt.

Viele Menschen, darunter auch Rohköstler, haben Probleme mit Zahnverfärbungen. Ich werde oft von Lesern gefragt, warum sie trotz der gesunden, natürlichen Ernährung und dem Verzicht auf Kaffee, Tee, Zigaretten und Rotwein Zahnverfärbungen bekommen.
Wenn man das Problem tiefer betrachtet, ist Zahngesundheit vielmehr als nur das, was wir von außen zufügen. Die Mundflora ist viel komplexer, als es auf den ersten Blick scheint, und wenn der pH-Wert, Mineralstoffe, Bakterien etc. im Speichel nicht optimal sind, kann nicht nur Karies, sondern auch Zahnverfärbung folgen.

Bei Rohköstlern kommt die Entgiftung des Körpers hinzu, bei der es viele Jahre dauern kann, bis blut- und speichelbelastende Substanzen aus den Organen und dem Bindegewebe gelöst sind. Die Rückvergiftung des Blutes wirkt sich immer negativ auf die Speichelzusammensetzung aus. Es ist daher sinnvoll, den Körper so langsam wie möglich zu entgiften und sich mit dem Gesundwerden Zeit zu lassen, so bizarr es sich anhört.

Falls du jedoch schon verfärbte Zähne hast, gibt es dafür ein unerwartet wunderbares Naturheilmittel: Kurkuma. Kurkuma ist eine der bedeutendsten Heilpflanzen und stammt aus Indien. Die Wurzel wird häufig pulverisiert als eines der wichtigsten Gewürze in Currygerichten verwendet und gibt ihnen die typische gelbe Farbe.
Es klingt paradox: Das gelbe Pulver, das so ziemlich alles unwiderruflich einfärbt, mit dem es in Kontakt kommt, ist das Wundermittel für weißere Zähne.
Klingt komisch, aber es hilft wirklich!

Am besten ist es, ein kleines Stück rohe Kurkumawurzel zu kauen, vorzugsweise aus biologischem Anbau. Kaue sie gut mit so vielen Zähnen wie möglich einige Minuten lang.

Home Bleaching mit Kurkuma-Paste
Vermische in einer kleinen Porzellan- oder Glasschüssel einen Teelöffel getrocknetes Bio-Kurkumapulver mit etwas Wasser, so dass beim Verrühren eine dünne Paste entsteht. Tauche die Borsten deiner Zahnbürste darein und putze dir ganz normal die Zähne.

__Achtung:__ Deine Zahnbürste wird sich unwiderruflich gelb färben. Kurkuma ist ein hochintensiver Farbstoff. Pass gut auf, dass diese Mischung nie auf deine Kleidung kommt. Du bekommst die Flecken nicht mehr raus!
Du kannst die Kurkuma-Paste auch mit weiteren wirksamen Zutaten aufpeppen und eine supereffektive Mischung herstellen.

Die Mischung für weißere und gesunde Zähne:

- 1 TL Kukuma
- eine Prise gemahlenen schwarzen Pfeffer
- ½ TL fein gemahlenes Himalaya- oder Steinsalz

Alles gründlich verrühren (wenn du es mehr als Paste magst, füge etwas Wasser hinzu). Tauche die befeuchtete Zahnbürste in die Mischung und putze damit gründlich die Zähne. Schwarzer Pfeffer erhöht die Wirkung von Kurkuma um das 20-Fache. Besonders wenn du Kurkuma zum Entgiften oder Würzen benutzt, füge schwarzen Pfeffer hinzu.

Das Kristallsalz unterstützt die Wiederherstellung einer gesunden Mundflora. Es enthält im Gegensatz zu herkömmlichem Speisesalz über 80 Elemente, die das Wachstum der nützlichen Bakterien anregen. Die krankheitserregenden Bakterienkulturen fühlen sich in diesem Milieu nicht wohl, so dass ihre Vermehrung eingeschränkt wird.

Weitere Talente von Kurkuma

Kurkuma ist nicht nur ein hochwirksames Mittel, um Zähne aufzuhellen, sondern auch bei der Mundhygiene allgemein sehr effektiv. Es ist dank dem wirksamen Bestandteil Kurkumin stark entzündungshemmend, lindert Schwellungen im Mund- und Zahnbereich, fördert die Durchblutung des Zahnfleisches und unterstützt eine gesunde Mundflora. Kurkumin wirkt antibakteriell und neutralisiert Keime in den Zahntaschen, die Zahnfleischerkrankungen und Zahnverlust verursachen können. Um Schmerzen und Schwellungen zu lindern, massiere Kurkumapulver oder die oben erwähnte Kurkumapaste an den betreffenden Stellen am Zahn oder Zahnfleisch mit dem Finger ein.

HÄNDE UND NÄGEL

Wenn es um das Gesicht geht, läuft die Beauty- und Anti-aging-Routine wie geölt: Peeling, Massage, Maske, Feuchtigkeit, Sonnenschutz – das ganze Programm. Und die Hände? Da ist nicht so viel los. Wenn du ein auch noch so jung aussehendes, gepflegtes Gesicht hast, werden deine Hände, wenn du dich nicht um sie kümmerst, dein Alter verraten. Die Hände brauchen extra Aufmerksamkeit und Pflege wie ein kleines Baby. Warum ist das so?

1. Die Hände sind immer offen und sichtbar.
2. Die Hände kommen ständig in Kontakt mit Wasser, Wind, Kälte, Seifen und anderen Substanzen.
3. Gepflegte Hände sind ein Ausdruck von Weiblichkeit.
4. Auf schönen Händen sehen schicke Schmuckstücke noch schöner aus.
   Die größten Probleme bei den Händen sind raue trockene Haut und brüchige glanzlose, schwache Nägel.

RAUE TROCKENE HAUT

Ich hatte früher immer Probleme mit der trockenen Haut meiner Hände.
Ich cremte sie vielmals am Tag mit speziellen Cremes ein, aber das hat wenig gebracht, besonders im Winter nicht. Trockene Raumluft und Kälte draußen beanspruchen die Haut sehr, sie verliert ihre Elastizität und Weichheit. Ich habe gedacht, dass trockene faltige unattraktive Haut die unvermeidliche Folge des kalten Wetters sei und dass ich sie einfach öfter eincremen sollte. Doch jetzt weiß ich, dass dem nicht so ist. Hier verrate ich dir meine natürlichen Tricks, wie du die Haut nachhaltig und schonend pflegst. Wenn du meinen Ratschlägen folgst, werden dir deine Hände danken.

Raue, trockene Hände sind meist das Ergebnis von

- zu häufiger Seifenwäsche
- Handcremes
- Umwelteinflüssen
- zu wenig Feuchtigkeit von innen

Es lohnt sich, deine Handpflege einmal unter die Lupe zu nehmen und sich achtsamer diesem Prozess zuzuwenden. Lass mich raten. Du wäschst dir 5- bis 10-mal am Tag die Hände mit einer Seife (zu Hause hast du vielleicht sogar eine Bio-Seife, aber auf der Arbeit, im Fitnessstudio, auf den öffentlichen Toiletten nutzt die Seife aus einem

Seifenspender), cremst dir gelegentlich oder regelmäßig die Hände mit einer Handcreme, in der mindestens 20 unbekannte Stoffe in der Zutatenliste stehen, machst Maniküre oder lässt sie machen.

Zwar scheint an dem Pflegeritual alles schön und gut zu sein, wenn wir die Prozesse, die da stattfinden, jedoch genauer betrachten, wird dir klar, dass nicht alles in dem Ablauf so logisch und gut für deine Hände und deren Haut ist. Ist dir nicht aufgefallen, dass du einfach automatisch eine Routine mitmachst, die alle machen, die in unserer Gesellschaft üblich ist und über die niemand nachdenkt?
Lass uns genauer unter die Lupe nehmen, was hinter den üblichen Reinigungs- undPflegeprodukten steckt und ob sie wirklich pflegen.

SEIFENWÄSCHE

Hände mit Seife zu waschen gehört für viele mehrmals täglich zum unverzichtbaren Ritual: vor dem Essen, nach dem Essen, vor dem zu Bett gehen, nach dem Aufstehen, nach jedem Toilettengang. Da ist es besonders wichtig, dass die Seife, die wir benutzen, nicht nur sauber macht, sondern auch die Haut nicht schädigt. Denn wir benutzen sie jahrelang mehrmals am Tag und da kann der kumulative Effekt fatale Auswirkungen haben. Was ist in der Seife drin und wie gut oder unbedenklich sind ihre Inhaltsstoffe?

Traditionell wurde die Seife aus natürlichen pflanzlichen Fetten hergestellt.
Jetzt werden für die Produktion von konventionellen Hart- und Flüssigseifen aggressive chemische Reinigungsmittel eingesetzt, die die Haut angreifen.
Sodium Lauryn Sulfate (SLS) zum Beispiel, das praktisch in allen konventionellen Flüssigseifen enthalten ist, beschädigt die natürliche Hautbarriere und gelangt so ungehindert in den Körper. Das über die Haut aufgenommene SLS lagert sich im Herzgewebe, Gehirn, Leber und Lunge an und kann langfristige Organschäden bewirken.

Die starke alkalische Wirkung der Seife ist ebenfalls der Grund für raue und trockene Hände. Hinzu kommt häufiges Waschen mit heißem Wasser. Es penetriert die Haut und laugt sie aus, denn heißes Wasser weicht die Haut auf – die schützenden Fette werden ausgewaschen. Je trockener die Haut, desto aufnahmefähiger ist sie für Schmutz und Bakterien. Wenn du deine Hände zu häufig wäschst, hat die Haut keine Chance, ihre natürlichen Schutzfette zu produzieren.

HANDCREMES

Ein anderes Problem sind Handcremes, genauer gesagt die darin enthaltenen Stoffe. Wie funktioniert die Pflege mit Handcremes? Meiner Meinung nach ist das Wort „Pflege" bei den industriell hergestellten Produkten ein irreführender Begriff. Praktisch alle Handcremes enthalten – neben einer Menge anderer synthetischen Substanzen – Paraffine, Silikone und/oder Glycerin. Das alles sind künstlich hergestellte Stoffe (siehe Abschnitt 1.3). Nach dem Auftragen bilden sie auf der Haut einen luft- und wasserundurchlässigen Film. Wärme und Feuchtigkeit bleiben darunter eingeschlossen und sammeln sich an der Hautoberfläche an, da sie nicht frei zirkulieren können.

Die Haut mag vielleicht einige Zeit lang bis zur ersten Handwäsche prall und glatt aussehen, dies ist jedoch ein oberflächlicher, täuschender Effekt. In Wirklichkeit werden die natürlichen Atmungs- und Selbstregulierungsprozesse der Haut gestört und durch diesen dichten Film blockiert. Wenn der hauteigene Säureschutzmantel geschädigt wird, wird die Haut anfälliger für Entzündungen, Ekzeme, Allergien und vorzeitige Alterung. Nach der Handwäsche verdunstet die ganze Feuchtigkeit, die sich in den oberen Hautschichten angesammelt hat, und die Hände sind wieder ganz trocken, sogar trockener als zuvor.

Viele regelmäßige Benutzerinnen von Handcremes wissen nichts von diesem Mechanismus. Sie schätzen ihre Haut als sehr trocken ein und denken, dass sie regelmäßig Handcreme für die Pflege brauchen. Doch die ganzen Silikone und Paraffine auf der Haut sind keine Pflege, sondern der Beginn eines Teufelskreises!

UMWELTEINFLÜSSE

Natürlich habe ich schönere, weichere Hände, wenn ich in Thailand an der frischen, warmen, feuchten Luft meine Tage genieße. Die Umwelt wirkt sich enorm auf unsere Haut aus. Darunter sind Wärme, Luftfeuchtigkeit, ökologische Bedingungen und auch Stress die wichtigen Komponenten. Gerade bei kaltem Wetter bekommen viele Menschen trockene, faltige Hände, denn bei einer Außentemperatur von 8 °C oder weniger stellt der Körper die Talgproduktion ein. Dazu schwitzen wir bei Kälte kaum - es kommt dadurch weniger Feuchtigkeit an die Hautoberfläche von innen heran.
In der Folge geraten der Fett- und der Wasserhaushalt der Haut aus dem Gleichgewicht und die Haut trocknet aus. Wind, Nässe und Heizungsluft kurbeln die Austrocknungzusätzlich an.

FEUCHTIGKEIT VON INNEN

Wenn dein Körper nicht mit genügend Feuchtigkeit versorgt wird, kann das deine Haut beeinträchtigen. Sie wird trocken und rissig.

Die Ernährung spielt ebenfalls eine große Rolle für das Hautbild der Hände. Ein Mangel an vitalen, lebendigen, wasserreichen Lebensmittel auf dem Speiseplan fördert die Entstehung von trockener Haut. Durch zu wenig Trinken entsteht ein Flüssigkeitsmangel, der ebenfalls ein Auslöser von rauer Haut sein kann.

Alkohol und Nikotinkonsum verstärken das Risiko, da sie dem Körper Feuchtigkeit entziehen und ihn vergiften. Auf lange Sicht lassen diese Gewohnheiten die Haut an den Händen schnell altern sowie ungesund und unvorteilhaft aussehen.

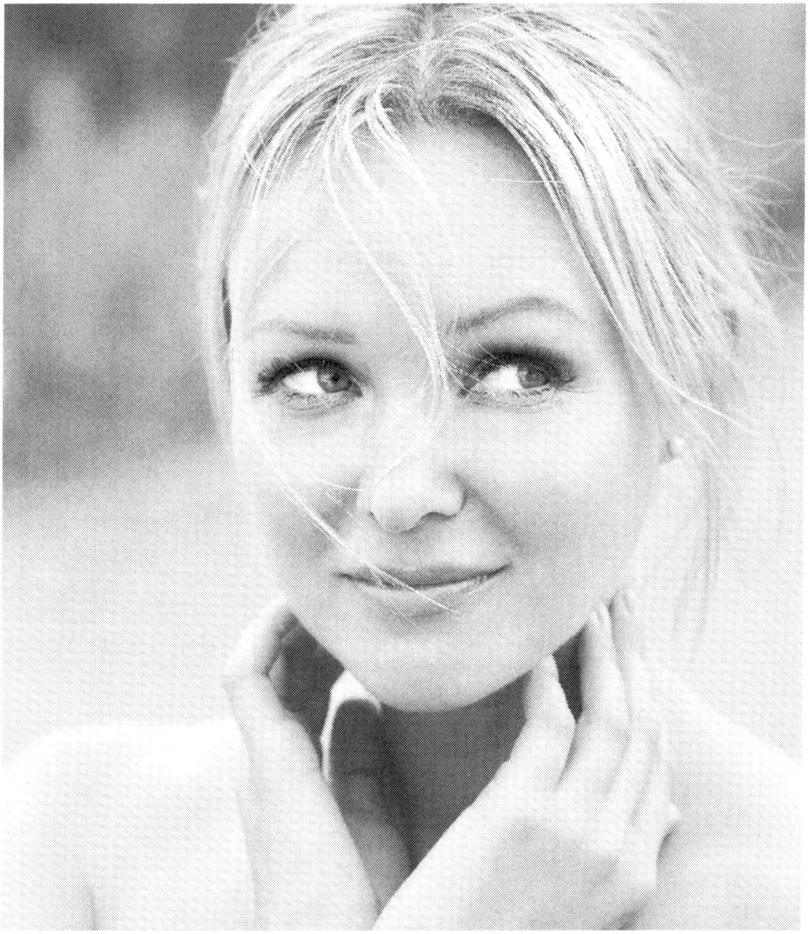

6 BEAUTY-TRICKS FÜR NATÜRLICHE, NACHHALTIG SCHÖNE HÄNDE

Wenn du schöne, zarte Hände haben möchtest, dann behandle die Haut deiner Hände genauso wie du dein Gesicht behandelst!

1. Wasche Hände mit natürlichen Seifen und lauwarmem Wasser

Ersetze deine Seife zu Hause durch eine natürliche Seife, die keine aggressiven Haut austrocknenden Sulfate enthält. Eine harte biologische Seife mit wertvollen Ölen eignet sich am besten. Heutzutage gibt es eine große Auswahl an veganen natürlichen Seifen, ob im Bio-Markt oder im spezialisierten Internetshop. Wasche deine Hände bewusst nur, wenn es wirklich notwendig ist. Das ist zum Beispiel vor dem Essen und nach dem Toilettengang der Fall. Bei der Hautreinigung denke daran, dass sehr heißes Wasser die Haut auslaugt. Spüle nach jeder Handwäsche jedes mal unbedingt mit kaltem Wasser nach. Das lässt die Hautporen wieder zusammenziehen.

2. Nutze natürliche Öle statt Handcremes

Wozu deine Gesundheit durch die Nutzung bedenklicher Hautcremes riskieren, wenn du natürliche einfache Mittel ohne jegliche chemische Zusätze nutzen kannst? Es ist natürlich besser, die Haut selbst regulieren zu lassen. In unserem modernen Leben mit ständigem Händewaschen usw. ist es jedoch nicht immer möglich. Wenn du dich schon an das Eincremen gewöhnt hast, kannst du zu natürlichen Mitteln wechseln. Mit der Zeit wirst du auch das weniger brauchen, weil sich die eigene Feuchtigkeitsregulation und der natürliche Schutzmantel der Haut wiederherstellen.

Es gibt eine große Auswahl an wertvollen Ölen, die schützend, nährend und feuchtigkeitsspendend wirken. Das meistverbreitete ist Kokosöl, das auch als Antioxidans wirkt und antibakterielle Eigenschaften besitzt. Es zieht gut und schnell in die Haut ein, riecht wunderbar und das Beste: Es enthält keine Zusatzstoffe, die die Haut austrocknen und das Problem verschlimmern könnten. Kokosöl stärkt das Gewebe, was die Haut straffer und jünger aussehen lässt. Auch andere Öle wie Traubenkern-, Mandel-, Jojoba- und Arganöl sowie Shea- und Kakaobutter sind hervorragend geeignet. Sie haben alle unterschiedliche Textur und unterschiedliche Eigendüfte, so kannst du aussuchen was dir am besten gefällt. Nutze biologisches kaltgepresstes Öl. Raffinierte Öle dagegen werden bei hoher Temperatur erhitzt, die wertvolle Inhaltsstoffe verschwinden lässt. Trage immer ein kleines Döschen des Öls mit dir und reibe wenn nötig deine Hände ein.

3. Pflegende Maske über Nacht

Der einzige Nachteil bei der Nutzung des Öls für die tägliche Handpflege ist, dass es die Haut etwas fettig macht. Das kann bei den gewöhnlichen Tagesgeschäften störend sein, wenn du mit Papieren oder am Computer zu tun hast oder sonst viel mit den Händen machst.

Wenn deine Hände eine ganz besondere Kur gebrauchen können oder du sie am Tage nicht gerne einölst, dann ist eine Maske über Nacht eine gute Lösung. Vor dem Schlafen massiere die Hände mit einem reichhaltigen Öl, Shea- oder Kakaobutter gut ein und ziehe Baumwollhandschuhe über. Über Nacht hat die Haut genügend Zeit, um Feuchtigkeit und pflegende Stoffe aufzunehmen. Am nächsten Morgen werden deine Hände wunderbar weich sein.
Für strapazierte Fingerspitzen erwärme Oliven-, Mandel- oder Kokosöl, füge einen Spritzer Zitronensaft hinzu und bade die Fingerspitzen 10 – 15 Minuten darin. Massiere nach dem Fingerbad das Öl in die Nägel und die Haut ein. Du verstärkst die Wirkung, wenn du das Öl über die ganze Handfläche verteilst, Baumwollhandschuhe überziehst und das Öl über Nacht wirken lässt.

4. Peeling

Nutze 1- bis 2-mal die Woche ein selbstgemachtes Peeling, um abgestorbene Hautschüppchen zu entfernen. Für das Peeling kannst du viele Mittel aus der Küche einsetzen. Das einfachste und wirksamste Rezept ist:

- 1 TL feines Meersalz
- 1 TL Olivenöl
- einige Tropfen frischer Zitronensaft
- 3 – 5 Tropfen Rosmarinöl oder anderes Öl nach Belieben (optional)

Mische alle Zutaten zusammen und massiere damit die Hände einige Minuten über dem Waschbecken. Wasche das Peeling anschließend mit lauwarmem Wasser ab und genieße die zarte geschmeidige Haut. Statt Salz kannst du auch braunen Rohrzucker, Haferflockenmehl oder Kaffeesatz nehmen. Statt Olivenöl eignet sich auch sehr gut Mandel-, Jojoba- oder Kokosöl. Besonders angenehm ist dieses Peeling nach einem langen Arbeitstag, nachdem die Hände viel zu tun hatten. Der Effekt ist großartig und das ätherische Öl tut der Psyche gut.

5. Schütze die Hände vor Reinigungschemie

Trage Schutzhandschuhe jedes Mal, wenn du Handwäsche machst oder etwas mithilfe von Haushaltsreinigern putzt. Die moderne Chemie ist sehr aggressiv und auch Ökoreiniger greifen die Haut an. Stell dir vor, was ein Mittel deiner Haut antun kann, das hartnäckigen Kalk oder Flecken in deiner Küche entfernt. Besorge dir qualitativ hochwertige Handschuhe, am besten mit Baumwolleinlage.

6. Vitale Feuchtigkeit von innen

Trockene Haut entsteht auch, wenn die natürliche Fett- und Feuchtigkeitsregulation der Haut gestört ist. Wenn du nicht weißt, ob das Problem der Dehydration auf dich zutrifft, schau dir deinen Urin an. Ist er klar oder hellgelb, ist dein Körper ausreichend mit Feuchtigkeit versorgt. Wenn er jedoch eine mittel- bis dunkelgelbe Farbe hat, braucht dein Körper mehr Wasser. Vielleicht denkst du, im Winter wäre es weniger wichtig, aber es ist genauso wichtig, wenn es draußen kalt ist wie wenn es warm ist.

Versuche darauf zu achten, dass du weniger dehydrierte Lebensmittel wie Trockenobst, Kräcker, Nüsse, Proteinpulver usw. zu dir nimmst und mehrere Gläser gutes Wasser am Tag trinkst. Regelmäßige Grüne Säfte und Gemüsesäfte hydrieren die Zellen wunderbar und schaffen pralle, strahlende Haut von innen. Nach ein paar Wochen sollte sich deine Haut verbessert haben.
Vor trockener Haut schützt auch vitale rohe Ernährung. Frisches biologisches Obst und Gemüse liefern wichtige Mineralstoffe und Vitamine für die Zellen. So erhalten die Zellen von innen Feuchtigkeit.

Fazit:

Eigentlich benötigen wir keine feuchtigkeitsspendenden Mittel. Wenn du mir nicht glaubst, dann frage dich selbst, wodurch ein Feuchtigkeitsmangel der Hände entsteht. Die Gründe sind meistens Umwelteinflüsse wie Kälte, trockene Luft in beheizten Räumen oder Haut auslaugende Seifen, chemische Pflegeprodukte und Reinigungsmittel. Die Haut mit einer synthetischen, giftigen Creme zuzukleistern, wird dir nicht helfen, das Problem zu beseitigen, sondern wird es nur vorübergehend überdecken.

Gib der Haut stattdessen die Möglichkeit, sich von innen zu pflegen und die Feuchtigkeit auf natürliche Weise zu regulieren. Trinke ausreichend Wasser und frische Grüne Säfte, vermeide konventionelle Seifen, putze immer mit den Haushaltshandschuhen. Und wenn du ohne Pflege gar nicht kannst, dann nimm ein natürliches Öl wie Kokosöl, Jojobaöl oder Sheabutter.

BRÜCHIGE UND SCHWACHE NÄGEL

Brüchige, schwache, stumpfe Nägel sind ein Problem, das die Hände unattraktiv, ungepflegt und alt aussehen lässt. Vor allem wenn du Wert auf Natürlichkeit legst und deine Nägel nicht überlackieren möchtest, um die ungesunde Erscheinung zu vertuschen. Dass Lackieren und besonders Gelnägel kein Liebesbeweis an deine Nägel sind, muss ich hier glaube ich nicht ausführen. Diese extrem toxischen Methoden sind mit bedenklichen Gesundheitsschäden verbunden. Ein natürlicher, gepflegter, gesunder Nagel ist meiner Meinung nach viel attraktiver, sexyer und weiblicher. Denn die Natur hat uns mit dem besten ausgestattet. Wie erreicht man gesunde Nägel ohne die ganzen Angebote aus der Drogerie?
Aus eigener Erfahrung habe ich gelernt, dass schwache Nägel keine genetische Erscheinung sind, sondern größtenteils von Ernährung, Umwelt und Gemütszustand abhängen. Dazu habe ich eine kleine Geschichte, die mich immer noch fasziniert. Meine Nägel waren nie stark, sondern immer brüchig, dünn und haben gesplittet. Sie sind meistens 1 – 2 Millimeter gewachsen und dann wieder abgebrochen (oder einer ist abgebrochen, weshalb ich alle anderen ebenfalls angleichen musste).
Im Winter 2015 habe ich eine viermonatige Reise nach Asien unternommen und habe davon einen Monat auf Bali verbracht. Ausgerechnet da haben sich meine Nägel komplett verändert: sie wurden dicker, sind schnell gewachsen und niemals gesplittet oder abgebrochen. Ich war dermaßen erstaunt, denn ich habe meine Nägel noch nie so erlebt! Am Ende des Monats waren sie alle superlang, dick und fest wie ein Knochen.

Ich habe jeden Morgen zum Frühstück frischgepresste Grüne Säften und Kokoswasser getrunken und habe frische Durians und Mangostane und leckere biologische rohvegane Gerichte in zahlreichen Restaurants gegessen. Ich habe täglich Yoga in der Natur bei frischer Luft und warmem Wetter gemacht.

Eines habe ich dabei erkannt: Je näher zur Natur, desto mehr blüht unsere Schönheit auf.

Nicht jeder kann Monate auf Bali verbringen, deswegen habe ich ein paar einfache Pflegetipps für dich, die du zu Hause anwenden kannst, um deine Nägel zu stärken.

Zitrone für starke Nägel

Du brauchst keine teuren Nagelhärter aus der Drogerie zu verwenden, denn Zitrone kann das viel besser. Schneide einfach ein 1 – 2 cm langes Ende der Zitrone (oder nimm den Rest der ausgepressten Zitrone, die vielleicht von deinem morgendlichen Zitronenwasser übriggeblieben ist) und halte darin abwechselnd die Handspitzen. Nimm sie zwischendurch raus und massiere den Saft ein. Die Prozedur kannst du beliebig lange machen, mindestens 10 Minuten, z. B. während du einen Film schaust oder telefonierst. Zudem hellst du damit auch noch gelbe Verfärbungen auf. Nach ein paar Wochen regelmäßiger Anwendung sind deine Nägel viel stärker und gesünder.

Salzwasserbad
Bade die Handspitzen in einer Flüssigkeit aus 20 g gutem Meer- oder Himalaya-salz auf 1 Glas Wasser. Nach dem 15-minütigen Bad reibe die Hände mit Mandel-, Jojoba- oder einem anderen Öl ein und massiere die Nägel sorgfältig.

Glasfeile
Verwende eine Mineral- oder Glasfeile zur Pflege deiner Maniküre. Den Unterschied zu einer Metallfeile wirst du bald merken. Die Nägel bekommen deutlich schönere, glattere Formen. Es gibt keine rauen Ränder mehr, die gesplitteten Stellen gehen zurück.

ERNÄHRUNG

Wenn du dich ausgewogen und naturgemäß ernährst, erhöhst du deine Chancen, gesunde Fingernägel zu haben. Folgende Vitalstoffe unterstützen das Wachstum und die Gesundheit der Nägel.

Biotin festigt die Nägel und verbessert nachhaltig ihre Struktur und ihr Aussehen. Es ist z. B. in Blumenkohl, Spinat, Beeren, Avocados, Pilzen, Haferflocken, Nüssen, Sonnenblumenkernen, Pinienkernen und Leinsamen reichlich enthalten.
Zink ist reichlich in gekeimten Linsen, Haferflocken und Paranüssen. Schon jeweils rund 50 g decken die Hälfte des Tagesbedarfs.
Eisen verleiht den Fingernägeln Stabilität und Elastizität. Frischgepresste Grüne Säfte, Wildkräuter und Keimlinge sind die besten Eisenlieferanten.
Silizium ist essenziell für die Nägel und deren Wachstum. Gute Quellen von Silizium sind Brennnesseln und Löwenzahn. Vitamin A (z. B. in Karotten, Grünkohl und Kürbis) bringt den Stoffwechsel in Schwung. Auf einen aktiven Stoffwechsel sind die Fingernägel ganz besonders angewiesen.

Dabei sollte aber nicht vergessen werden, dass Vitalstoffe die Fingernägel nur dann im vollen Umfang erreichen können, wenn der Darm gesund ist und das Säure-Basen-Gleichgewicht in Balance ist.

EIN SCHÖNER KÖRPER

WARUM CELLULITE NICHT DEIN GEGNER IST

Cellulite ist der Schreck für die meisten Frauen. Selbst junge und schlanke Frauen leiden unter unattraktiven Dellen an den Oberschenkeln, dem Gesäß und manchmal sogar an Armen und Bauch.
Für die Kosmetikindustrie ist das natürlich eine ideale Grundlage. Es gibt Unmengen an Anti-Cellulite-Produkten wie Cremes, Ölen, Lotionen, Pillen und sogar elektronischen Geräten. Diese Produkte sollen den Kreislauf stimulieren und so das Wasser aus dem Gewebe transportieren. Sie versprechen eine sofortige und dauerhafte Heilung von Cellulite. Du und ich wissen jedoch, dass das nicht stimmt. Nicht umsonst konnten die ganzen teuren Methoden und Mittel mit ihrer Wirkungsweise bis heute nicht überzeugen.
Dieses Kapitel liefert dir detaillierte Anleitungen und Erklärungen dazu, was Cellulite ist und wie du dich davon langfristig befreist.
Cellulite zu beseitigen ist möglich, wenn man weiß, wie man es richtig macht und Ausdauer zeigt. Das Erfolgsrezept dabei ist systematisches Wissen, Zielstrebigkeit, maximaler Einsatz und Regelmäßigkeit. Um sich von Orangenhaut zu befreien, solltest du deine ganze Lebensweise überdenken, die ungesunden Gewohnheiten gegen gesunde eintauschen und aktiv werden.
Aber bevor wir uns mit der Befreiung beschäftigen, solltest du deinen Gegner, der eigentlich gar kein Gegner ist, kennenlernen. Warum ist Cellulite nicht unser Gegner, wo sie uns doch so unattraktiv macht? Ich erzähle dir weiter unten davon.

ENTSTEHUNG VON CELLULITE

Cellulite ist eine Ansammlung von Stoffwechselschlacken im Bindegewebe: all dem Müll, den der Körper nicht schafft zu verarbeiten und auszuscheiden. Dazu gehören diverse Toxine und Giftstoffe wie Medikamentenrückstände, Zahngifte, Umweltgifte allgemein und auch Lebensmittel, die dem Körper übermäßig zugemutet werden. Cellulite ist ebenfalls das Ergebnis von Muskelatrophie, also von schwachen und schlaffen Muskeln, die nicht in der Lage sind, die Schichten über ihnen (Epidermis, Dermis und Fett) so zu stützen, wie sie idealerweise sollten.
Das Bindegewebe dient dem Körper normalerweise als Nährstoffdepot. Mit seiner Hilfe werden Nährstoffe in unsere Zellen geliefert und Stoffwechselabfallprodukte abtransportiert. Sind genügend Vitamine, Mineralstoffe und Spurenelemente eingelagert, ist das Bindegewebe fest und elastisch.

Infolge der permanent anfallenden Stoffwechselschlacken beginnt das Bindegewebe irgendwann zu verstopfen. Schafft es der Körper nicht, die Abfallprodukte aus dem Bindegewebe auszuscheiden, ist eine sichtbare Veränderung des Bindegewebes und somit die Entstehung von Cellulite vorprogrammiert. Da das Bindegewebe ein Mineralstoffdepot ist, werden dort als erstes die zur Säureneutralisation im Körper notwendigen Mineralstoffe entnommen. Dadurch wird das Bindegewebe entmineralisiert und anstelle der Mineralstoffe werden dort die neutralisierten Schlacken eingelagert. Auf diese Weise verwandelt sich das Nährstoffdepot in eine wahre Mülldeponie. Das einst feste Bindegewebe bekommt eine weiche Struktur und es bilden sich unschöne Dellen in der Haut.

Das Problem ist also die extreme Belastung unseres Bindegewebes durch falsche Ernährung und Gifte. Außerdem solltest du wissen, dass alles, was Durchblutungsstörungen verursacht, auch Cellulite fördert: Rauchen, Bewegungsmangel sowie enge und toxische Kleidung.

FOLGEN FÜR DEN KÖRPER

Mit der Entstehung und Entwicklung von Cellulite macht der Körper auf eine Übersäuerung und Entmineralisierung des Bindegewebes aufmerksam.

Dabei wird auch die Fähigkeit des Bindegewebes, Nährstoffe aufzunehmen und Schadstoffe abzugeben, beträchtlich gestört. Dies hat zur Folge, dass der gesamte Organismus mit der Zeit verschlackt und ein dramatisches Nährstoffdefizit aufweist. Dieses Defizit kann zu den unterschiedlichsten Gesundheitsstörungen führen. Cellulite ist daher ein Signal des Körpers und nur für die betroffene Person ein Problem. Für den Körper stellt die Übersäuerung des Bindegewebes mit allen möglichen Folgen eine richtige Gefahr dar. So gesehen ist Cellulite gar nicht unser Feind, sondern ein Freund, der uns auf ein Problem aufmerksam macht und zu handeln aufruft. Wir sollten ihr dafür dankbar sein!

CELLULITE TROTZ ROHKOST: IST DAS MÖGLICH?

Man könnte meinen, dass mit der Rohkosternährung die Cellulite ganz schnell von alleine verschwände. Das geschieht tatsächlich. Es kann jedoch manchmal auch anders kommen, nämlich dann, wenn die Entgiftung zu schnell abläuft. In diesem Fall schaffen es die Ausscheidungsorgane nicht, die ganzen frei gewordenen Toxine auszuleiten. Dem Körper bleibt nichts anderes über, als sie im Bindegewebe zu verstauen. Das kann frustrierend sein, aber mit dem richtigen Entschlacken und regelmäßigem Sport wird sich das Bindegewebe von diesen Ablagerungen früher oder später befreien, so dass der Körper langfristig schlank und cellulitefrei wird.

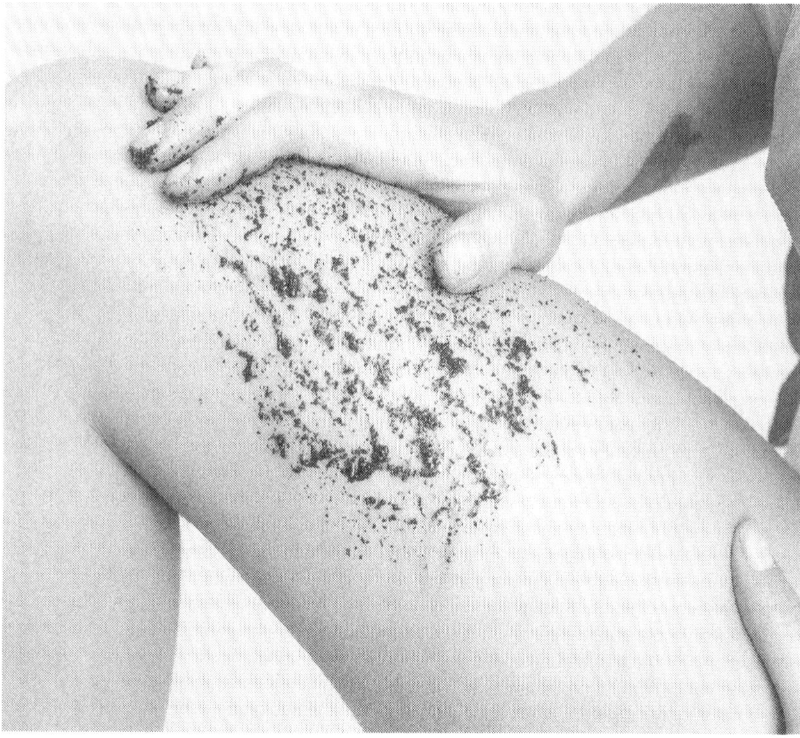

HOLISTISCHE HERANGEHENSWEISE: DAS 8-SÄULEN-PROGRAMM

Ernährung

Magische Lebensmittel oder Pillen gegen Cellulite gibt es nicht.
Um der Verschlackung und der damit einhergehenden Übersäuerung des Körpers entgegenwirken zu können, benötigt der Organismus langfristig eine ausgewogene Ernährung, die reich an Wasser und Mineralstoffen ist, um die überschüssigen Säuren neutralisieren und ausleiten zu können. Die Fettzellen im Bindegewebe müssen dabei möglichst klein gehalten werden, denn sie können sich durch eine jahrelange ungesunde Ernährung auf das bis zu 200-Fache der ursprünglichen Größe ausdehnen. Nimm so wenig säurebildende Lebensmittel wie Alkohol, Kaffee, künstliche Limonaden, tierisches Eiweiß, Weißmehlprodukte und Zucker wie möglich zu dir, verzichte am besten ganz darauf und erhöhe den Anteil basenbildender Lebensmittel. Frisches grünes Blattgemüse, Wildkräuter und Sprossen sind besonders reich an Vitaminen, Mineralstoffen und gut aufnehmbaren Proteinen, die essenziell für den Aufbau und die Festigung des Bindegewebes sind.

Wichtige Ernährungstipps gegen Cellulite

Einige Nährstoffe helfen dir, dein Bindegewebe zu kräftigen und die Begleiterscheinungen von Cellulite zu mindern. Hier ist eine Übersicht der Helfer, die du in deine tägliche Ernährung einbauen kannst:

- Nichts Neues, aber äußerst effektiv: Vitamin C in hohen Dosen.
  Es stärkt das Bindegewebe. Zitrusfrüchte, Sanddorn, Hagebutte und andere Lebensmittel mit viel Vitamin C stärken die Kollagenfasern. Die Kollagenstränge werden so dichter und die Dellen kleiner. Vitamin C erhöht zudem die Fettverbrennungsrate.
- Keine Körpergifte – keinen Kaffee, schwarzen Tee, Alkohol, Cola und Co. trinken.
  Damit würde dem Körper Flüssigkeit entzogen, neue Schlacken würden produziert.
- Kalium ist ein wirksamer Helfer beim Entschlacken und wirkt zudem entwässernd.
  Kalium ist beispielsweise in Tomaten, Spargel, Blumenkohl und Broccoli enthalten.
- Wenig Kochsalz – gehe mit Salz sparsam um. Ein erhöhter Natriumgehalt bedeutet auch einen gesteigerten Flüssigkeitsgehalt und wirkt der Entschlackung durch Entwässerung entgegen.
- Bindegewebsaufbauende Aminosäuren (Eiweißbausteine) – die Aminosäuren Cystein, Methionin, Lysin, Arginin, Prolin und Glycin sind vor allem in Keimen, rohen Hanfsamen und grünem Blattgemüse enthalten.
- Vitamin E – hilft die geschädigten Bindegewebsstrukturen zu reparieren und hat eine entzündungshemmende und heilende Wirkung. Vitamin E ist ein fettlösliches Vitamin, das für eine gesunde Zellstruktur wichtig ist. Sonnenblumenkerne, Pinienkerne, Mandeln, grünes Blattgemüse (Grünkohl, Spinat, Petersilie) und Brokkoli sind reich daran.
- Schüßler-Salz Nr. 1: Calcium floratum D 12. Es hilft bei Hautproblemen, stärkt das Bindegewebe, glättet Falten und strafft die Haut.

Detox

Um den Körper einmal komplett zu entgiften und den Ausgleich von Säuren und Basen wieder herzustellen, solltest du sanfte Detox-Tage einlegen.
Lass jedoch die Finger von radikalen Crash-Diäten. Sie fördern den Jojo-Effekt und strapazieren die Haut. Durch extremes Hungern baut der Körper Muskelgewebe ab und die Haut muss sich auf den rapiden Gewichtsverlust einstellen. Letztendlich leiert sich das Bindegewebe durch die Gewichtsschwankungen buchstäblich aus.
Zur Lösung des Problems setzt man besser mit bewusstem Mini-Fasten oder Grüne-Säfte-Fasten an, z. B. 1 Tag die Woche oder 2 – 3 Abende in der Woche. Fasten wird nicht ohne Grund auch als Operation ohne Messer bezeichnet. Fasten setzt primär an den Problemen im Bindegewebe an und leitet eine umfassende Veränderung im Körper ein, die mit dem Entschlacken, Entgiften und Entsäuern verbunden ist.
Am besten sind für Detox Weizengras und Grüne Säfte geeignet.

Wasser

Auch wenn du bei diesem Punkt gähnst und es schon tausendmal gehört hast, im Kampf gegen Orangenhaut ist viel trinken neben einer gesunden Ernährung besonders wichtig. Zwei, am besten drei Liter gutes stilles Wasser pro Tag – unabhängig von anderen Getränken und Smoothies – sollten es schon sein.
Der Körper benötigt diese Menge an reinem Wasser, um die zugeführten Nährstoffe zu transportieren und die gelösten Schadstoffe schnellstmöglich aus dem Körper zu schwemmen. Die Haut wirkt dadurch straffer. Mit etwas Zitronensaft verfeinert schmeckt es dann nicht nur besser, sondern du hast dir auch noch Vitamin C zugeführt und deine Verdauung angeregt.

Sport

Der Zustand des Bindegewebes ist für die Figur ausschlaggebend. Für nachhaltige Ergebnisse kommst du an regelmäßigem Sport nicht vorbei. Nur so bekommst du eine feste Muskulatur und eine straffe Haut. Sport fördert die Fettverbrennung und verhindert die Einlagerung von Fett im Unterhautgewebe.
Für den Kampf gegen Orangenhaut ist eine Kombination aus Ausdauer- und Krafttraining ideal. Ausdauersportarten wie Joggen, Walken oder Fahrradfahren und Treppensteigen regen die Fettverbrennung an. Wer Angst hat, dass durch die Erschütterung beim Joggen das Bindegewebe noch mehr erschlafft, kann auch schwimmen – Schwimmen und Aquafitness sind äußerst effektive Cellulite-Killer.
Sport an der frischen Luft ist gegen Cellulite deswegen sehr effektiv, weil es hilft, den Körper mit Sauerstoff zu versorgen, und somit die Blutgefäße in den Problemzonen wie Po und Beine aktiviert. Schwitzt du beim Laufen, entschlackt dein Körper sehr stark und der Lymphfluss kommt in Schwung. Außerdem wird die Beinmuskulatur trainiert. Und dabei kann man sogar Spaß haben – beim Laufen schüttet der Organismus Glückshormone aus. Eine halbe Stunde regelmäßiges Laufen 3- bis 6-mal die Woche wird einen großartigen Effekt haben.

Krafttraining baut Muskeln auf und strafft das Bindegewebe. Eine besonders gute Übung gegen Cellulite sind Kniebeugen. Sie helfen an der größten Problemzone: dem Po. Kniebeugen machen auch die Beine straff. Achte unbedingt auf die richtige Ausführung der Kniebeuge, um dich nicht an den Knien zu verletzen. Mache mit geradem Rücken langsame Kniebeugen. Achte dabei darauf, daß die Füße hüftbreit auseinander stehen und du Bauch und Po angespannt hast und dass deine Knie nicht über deine Zehenspitzen hinausgehen, wenn du nach unten gehst. Die Arme streckst du nach vorn.
Die Belastung solltest du mit der Zeit langsam steigern. Am besten fängst du morgens und abends mit 5 mal 20 Kniebeugen mit jeweils 20 Sekunden Pause an.

Nur wenn du auch dran bleibst, wirst du deine Cellulite los. Du darfst nicht nach zwei Wochen aufgeben.

Massagen

Massagen sind natürliche Möglichkeiten zur Entfernung von Cellulite. Sie haben das Ziel, die Blutzirkulation zu erhöhen und damit den Stoffwechsel zu aktivieren.
Die verbesserte Blutzirkulation wirkt positiv auf die Ausscheidung von Toxinen und Giften aus deinem Körper. Eine Massage sollte nicht sanft, sondern kräftig und energisch umgesetzt werden, um die Fettschichten zu aktivieren, die unter der Haut sitzen. Einfach einzelne Hautpartien zwischen Daumen und Zeigefinger klemmen, anheben und wieder fallen lassen. Genauso wirksam ist es, mit einem Massagehandschuh, einer Noppenbürste oder einem groben Schwamm die betroffenen Stellen kreisförmig zu massieren. Das regt die Durchblutung an und strafft die Haut.

Hausmittel

In der Drogerie lassen sich zahlreiche Cremes und Gels gegen Cellulite finden.
Oft sind diese jedoch teuer und ihre Wirksamkeit ist zweifelhaft.
Günstige und effektive Alternativen sind:

Kaffeesatz

Einfach kalten oder lauwarmen Kaffeesatz auf den Oberschenkeln verteilen und ca. zehn Minuten lang in die Haut einmassieren. Danach gut abduschen. Du kannst den Kaffeesatz auch mit Heilerde und einem guten Öl (Mandelöl, Olivenöl, Weizenkeimöl) mischen, um die Pflegewirkung zu maximieren.

Einreibungen mit Meersalz

Meersalz glättet die Haut, entfernt alte Hautschichten und zieht die Gifte raus. Um ein Peeling mit Meersalz vorzubereiten, mische 2 EL gutes Meersalz mit 1 EL Mandel- oder Olivenöl. Du kannst auch ein paar Tropfen ätherisches Öl dazugeben. Beim Duschen massierst du die betroffenen Hautpartien mit diesem Peeling mit den Händen oder einem Peelinghandschuh ein.

Basenbäder

Sie stellen eine optimale Unterstützung des Körpers bei der Entsäuerung dar.
Durch pH-Werte bis 8,5 im Badewasser wird das Ausscheidungssystem der Haut dazu angeregt, überschüssige Säuren und Schadstoffe über die Talgdrüsen auszuleiten.
Ein basisches Vollbad sollte am besten zweimal wöchentlich genossen werden.
Unser Körper kann ebenfalls gut über die Füße entsäuern. Daher empfehle ich, an den Tagen ohne Vollbad ein basisches Fußbad zu nehmen.

Kartoffeln – ein altes und bewährtes Hausmittel
Kartoffelmasken straffen das Bindegewebe. Schäle eine rohe Kartoffel, schneide sie in dünne Scheiben und verteile sie auf die betroffenen Körperstellen. Lege ein Baumwolltuch darüber und lasse es 15 Minuten einwirken.

Apfelessig
ist ein großartiges Hausmittel gegen Cellulite. Er verbrennt nicht nur Fett, sondern wirkt auch gegen Besenreiser auf den Beinen. Massiere den Po und die Beine mit dem Apfelessig abends vor dem Duschen ein.

Roter Chili oder Cayennepfeffer und Ingwer
schmelzen die Fettablagerungen und helfen diese auszuleiten. Die Anti-Cellulite-Maske ist einfach vorzubereiten: 1 EL Pfeffer und 1 TL Ingwerpulver mit 1 TL Öl mischen, nach Wunsch ätherische Öle dazugeben. Auf die Haut auftragen, 10 – 15 Minuten massieren. Wiederhole dies 1- bis 2-mal die Woche für einen Monat.
Wärme deine Haut am besten 10 – 15 Minuten in einem Bad bzw. einem Sitzbad auf, bevor du das Peeling beginnst, damit sich die Poren öffnen.

Wechselduschen
Wechselduschen können beim Kampf gegen Cellulite sehr hilfreich sein.
Der Wechsel von kaltem und warmem Wasser regt die Durchblutung an, stärkt das Bindegewebe und fördert den Abtransport von Fetten über die Lymphe. Wechsel mindestens dreimal hintereinander zwischen heiß und kalt und beende den Vorgang in jedem Fall mit kaltem Wasser. Zugegebenermaßen ist es am Anfang etwas gewöhnungsbedürftig. Doch wenn du dich erst mal an die Wechselduschen gewöhnt hast, wirst du sie lieben, denn das kalte Wasser macht wacher als jeder Kaffee und der Körper fühlt sich lebendig und straff an!
Mehr über Wechselduschen lies in Abschnitt 9.3.

Kleidung
Wenn du die heutigen modernen Textilien anschaust, wirst du am häufigsten folgende Stoffe finden: Polyester, Acryl, Rayon, Nylon und Acetat. Die T-Shirts und Kleider sind bügelfrei, schmutzabweisend und flammgeschützt. Diese technologischen Vorteile mögen unser Routineleben einfacher machen, aber was ist der Preis dafür?
Ein total unterschätzter und unbeachteter Aspekt: Synthetische Kleidung ist toxisch und hat einen negativen Einfluss auf das Bindegewebe und die Gesundheit im Allgemeinen. Medizinische Studien zeigen, dass synthetische Stoffe in der Sportbekleidung die Leistung der Sportler hemmen. Chemische Materialien dunsten toxische Stoffe aus vom Tag der Herstellung bis zum Tag, an dem sie entsorgt werden, und diese

Chemikalien werden dann von unserer Haut absorbiert. Die Kleidung, in der wir schwitzen, gibt die meisten Gifte ab. Dadurch werden unsere Beine, Oberschenkel und unser Bauch auch zusätzlich mit Toxinen stark belastet. [10]

Ich empfehle dir auf synthetische Kleidung wie Strumpfhosen, Leggins, Kunstlederhosen und vor allem auf synthetische Sportbekleidung zu verzichten und sie langsam durch organische Alternativen aus Baumwolle, Leinen, Bambus oder Hanfgarn zu ersetzen. Biologische Kleidung mag überteuert erscheinen, aber von der Qualität ist sie der billigen Synthetik um das Tausendfache überlegen. Sie halten auch jahrzehntelang und machen Freude beim Tragen. Es ist ohnehin besser weniger, aber dafür gute Sachen zu haben.

Und denke daran, die chemische Reinigung, soweit es geht, zu meiden und deine Sachen mit ökologischen Waschmitteln zu waschen!

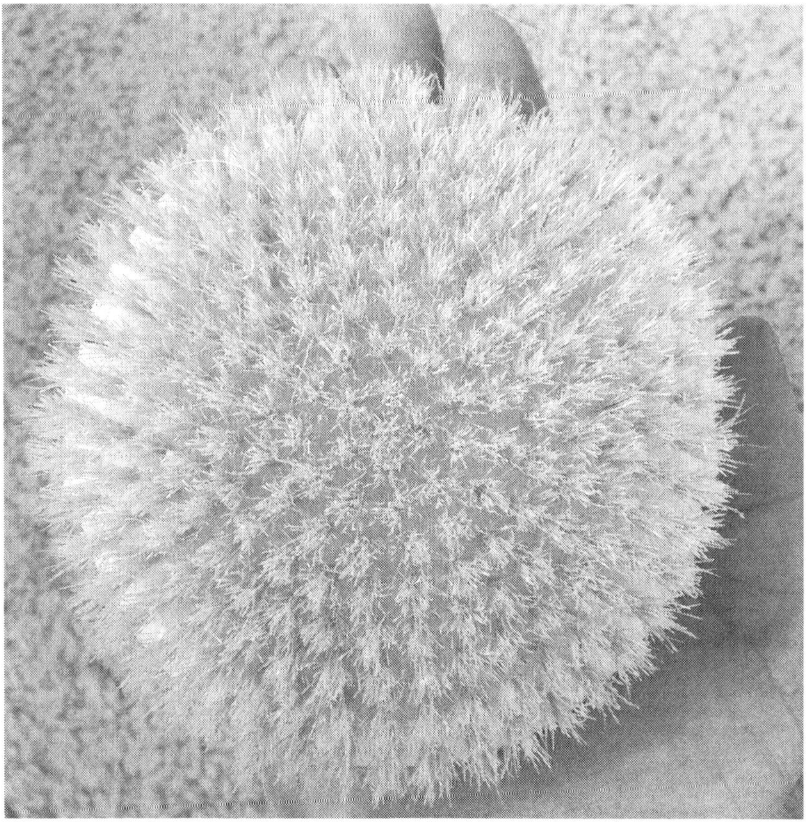

TROCKENBÜRSTEN – EFFEKTIVE LYMPHDRAINAGE FÜR STRAFFES BINDEGEWEBE UND WEICHE HAUT

Auf der Suche nach alternativen Natürlich-schön-Methoden habe ich glücklicherweise einen altbewährten und effektiven Klassiker entdeckt: das Trockenbürsten. Du brauchst hierfür keine teuren Behandlungen bezahlen und keine teuren Geräte kaufen, um all die wunderbaren Vorteile zu genießen. Das Trockenbürsten kannst du in deinem eigenen Bad durchführen. Alles, was du brauchst, ist eine aus natürlichen Stoffen hergestellte Bürste und 5 Minuten Zeit.

Erinnere dich an den Biologieunterricht und beantworte dir die Fragen:

- Welches ist das größte Organ im Körper?
- Welches ist eines der wichtigsten Organe für die Giftausscheidung?
- Welches Organ bekommt ein Drittel vom gesamten Blut, das im Körper zirkuliert?
- Wenn das Blut voll mit Toxinen ist, welches Organ wird diese Probleme und andere Dysbalancen und Defizite zum Vorschein bringen?

Die Antwort auf alle Fragen ist die Haut.

DAS LYMPHATISCHE SYSTEM

Im Gegensatz zum Blutkreislauf, wo das Herz das Blut durch die Adern pumpt, hat unser lymphatisches System keine Pumpe und funktioniert nur mithilfe von Bewegung und Schwerkraft. Somit helfen wir der Haut und dem Bindegewebe enorm, wenn wir sie durch Massage und Stimulation beim Abtransport von Schlacken und der Eliminierung von abgestorbenen Hautschuppen unterstützen. Das funktioniert wunderbar mit der Trockenbürsten-Methode. Dabei werden die Poren geöffnet, die Durchblutung stimuliert und der Stoffwechsel angeregt. Somit kommt der ganze Organismus in Schwung!

DIE VORTEILE DES TROCKENBÜRSTENS

Das Abbürsten hilft durch mechanischen Reiz die abgestorbenen Hautschuppen zu entfernen – eine leichte Rötung ist der erwünschte Effekt. Dies begünstigt die Regeneration der Haut und die Erneuerung der Hautzellen. Die Haut wird weicher und strahlender. Das Trockenbürsten hilft auch prima bei lästigen eingewachsenen Haaren. Achtung, Ladys: Trockenbürsten steigert die Blut- und Lymphzirkulation und kann

Cellulite reduzieren. Cellulite sind Giftablagerungen, die dein Körper in den Fettzellen ansammelt. Bevor du also teure Cremes und Behandlungen bezahlst oder Fettabsaugung vornimmst, wie wäre es damit, die Trockenbürsten-Technik anzuwenden, um dem Bindegewebe zu helfen die unerwünschten Toxine abzubauen?
Trockenbürsten verbessert die vaskuläre Blutzirkulation und die Lymphdrainage. Dadurch ist der Körper in der Lage, Stoffwechselschlacken auszuscheiden und effektiver zu arbeiten. Trockenbürsten aktiviert das Nervensystem, indem es Nervenenden in der Haut stimuliert.
Es ermöglicht der Haut, besser zu atmen, indem verstopfte Poren befreit werden. Meiner Erfahrung nach hilft dir Trockenbürsten als eines der ersten Dinge, die du nach dem Aufstehen tust, einen perfekten Tag einzuleiten: Indem du dir selbst Aufmerksamkeit schenkst und etwas Schönes für deinen Körper tust, hilft es dir, einen weiteren Schritt zu gehen, und motiviert dich zu einem gesunden Frühstück. Warum die ganze Arbeit, die du gerade getan hast, durch etwas Ungesundes ruinieren?

DURCHFÜHRUNG

Versuche dieses Ritual der Selbstliebe mindestens an 30 aufeinanderfolgenden Tagen durchzuführen. Dein Körper wird dir dafür danken! Und nach den 30 Tagen einfach weitermachen und den Effekt genießen!

1. Führe die Prozedur idealerweise morgens nach dem Aufstehen und vor dem Duschen auf der trockenen Haut durch. Das Trockenbürsten ist ein wahrer Energiestoß für den Kreislauf. Dein Körper wird in den Wachmodus versetzt.
2. Beginne an der Außenseite des rechten Fußes. Arbeite in langen Strichen mit Druck, aufsteigend, immer in die Richtung des Herzens – die Lymphflüssigkeit fließt durch den Körper immer zum Herzen. Es ist wichtig, dass du in die gleiche Richtung bürstest. Der Rücken ist die einzige Ausnahme von dieser Regel: Bürste vom Nacken hinunter zum unteren Rücken.
An den besonders geliebten Zonen wie Oberschenkel, Po, Oberarmen ruhig länger bürsten, um besonders viel Durchblutung zu fördern. Die Bewegungen können hier auch kreisend im Uhrzeigersinn sein.
3. Sei vorsichtiger mit der weichen und sensiblen Haut um die Brüste und dem Dekolleté.
4. Nicht bei Hautentzündungen, Sonnenbrand und Hautkrankheiten bürsten! Stellen mit ausgedehnten Krampfadern und Besenreisern aussparen.
5. Nach dem Trockenbürsten unbedingt abduschen, um abgestorbene Hautzellen und Unreinheiten abzuwaschen.

6. Tipp: Eine Wechseldusche verstärkt den Effekt. Sie stimuliert die Blutzirkulation und bringt mehr Blut in die äußeren Hautschichten.
7. Abschließend gönne deiner Haut eine natürliche Feuchtigkeit, um sie zu nähren. Ich persönlich bevorzuge Kokosöl.
8. Wasche die Bürste nach jedem Gebrauch, damit sich keine Bakterien und kein Schmutz ansammeln, die du bei der nächsten Behandlung in die Haut reiben würdest.

Welche Bürste ist geeignet?
Ich habe mir für den Anfang eine einfache, günstige Bürste von Rossmann für 3 Euro geholt. Bis jetzt bin ich zufrieden, der Effekt gefällt mir. Es gibt auch Luxusvarianten wie eine Energiebürste mit Bronzeborsten, die aufgrund der erzeugten Sauerstoffionen die energetische Wirkung verstärken und den Entschlackungsprozess beschleunigen. Sie ist leider nicht vegan, da ihre Naturborsten aus Rosshaaren hergestellt wurde. Hört sich super an, aber das musst du selbst entscheiden.Eine Bürste mit einem zusätzlichen langen Stiel ist von Vorteil. Damit kannst duauch den Rücken gut erreichen. Ansonsten ab und an einen lieben Menschen um Hilfe bitten.

Fazit
Trockenbürsten klingt zwar langweilig, die langfristigen Ergebnisse sind jedoch beeindruckend! Der Stoffwechsel wird angeregt und die Entwässerung und Entgiftung des Körpers beschleunigt. Die Haut wird samtweich – und das alles ohne teure Cremes und Chemikalien. Dazu fühlt es sich einfach toll an!

WECHSELDUSCHEN: FITNESSSTUDIO IM BAD

Eine eiskalte Dusche am Morgen ist für viele eine unangenehme Vorstellung, besonders an kalten Tagen. Ich habe trotzdem zwei gute Nachrichten für dich. Erstens: Es lohnt sich! Zweitens: Eine Wechseldusche beginnt man mit warmem oder heißem Wasser. Wechselduschen beeinflusst praktisch alle Organe des Körpers. Trotz der Einfachheit dieser Prozedur ist der Effekt unglaublich.

DIE VORTEILE DES WECHSELDUSCHENS

- Alle biologischen Prozesse aktivieren sich.
- Blockaden werden gelöst.
- Die Zahl der Leukozyten und roten Blutkörperchen steigt.
- Das Nervensystem und das Immunsystem werden gestärkt.

- Intensive Entgiftung und Verjüngung des ganzen Körpers.
- Steigerung der Energetik.
- Das Herz und die Elastizität der Gefäße werden wie beim Joggen trainiert.
- Die Durchblutung des Körpers wird gefördert und der Stoffwechsel angeregt.
- Straffere Haut –
  Wechselduschen sind eine günstige Alternative zu teuren Anti-Cellulite-Cremes.
- Frischer und gesunder Teint.
- Mentale Klarheit, gute Stimmung, positive und entschlossene Einstellung.
- Für Sportler: Die Wechseldusche nach einer anstrengenden Trainingseinheit verbessert die Regeneration und die Durchblutung der Muskeln und Stoffwechselabfallprodukte werden schneller abtransportiert. Dadurch bist du früher wieder einsatzbereit.

Macht es Sinn, auf all das zu verzichten?

DAS GEHEIMNIS DER WECHSELDUSCHE

Das Geheimnis der Wechseldusche ist einfach. Sie wirkt unmittelbar auf das größte Organ des Körpers: die Haut. Die Haut macht 20% des Gesamtgewichts des Menschen aus. Während der Wechseldusche erweitert heißes Wasser die Blutgefäße und kaltes Wasser lässt sie zusammenziehen. Somit zirkuliert das Blut intensiv und der Organismus bekommt einen Energieschub. Die Blutzirkulation spielt dabei die entscheidende Rolle. Im Normalzustand wird die Zirkulation des Blutes vom Herzen ermöglicht. Aber nur durch große Gefäße fließt das Blut schnell, in kleinen bewegt es sich nur sehr langsam. In den Kapillaren, den kleinsten Gefäßen, befindet sich jedoch 80 % des gesamten zirkulierenden Blutes. Die Gesamtlänge der Kapillaren beträgt ca. 100.000 Kilometer. Jeder Krankheitsprozess wird vor allem durch eine Störung der Blutzirkulation in den Kapillaren verursacht. Die Wechseldusche aktiviert die Blutbewegung in den Kapillaren und somit alle Lebensprozesse.

RICHTIGES WECHSELDUSCHEN

Viele denken, die Wechseldusche sei einfach kaltes Wasser, dann warmes, Zähne zusammenbeißen und Pobacken zusammenkneifen. In Wirklichkeit braucht es keine großen Anstrengungen, nur etwas Wissen und mit der Zeit wird das Wechselspiel aus warm und kalt sogar richtig wohltuend. Am besten führst du diese Prozedur morgens oder direkt nach dem Training aus. Mit etwas Vorbereitung ist das kalte Wasser halb so schlimm. Stimme deinen Körper am Anfang mit warmem Wasser ein und bleibe danach ein paar Minuten unter heißem Wasser stehen (40 – 45°C), um dann plötzlich zu kaltem (10 – 20°C) zu wechseln. Auch wenn es am Anfang unangenehm ist, ist es dennoch sehr wichtig, dass das kalte Wasser richtig kalt ist, damit die Gesundheitseffekte ausgelöst werden. Wenn es nicht kalt genug ist, fängst du an zu frieren und du könntest sogar eine Erkältung bekommen! Nach 3 – 6 Heiß-kalt-Wiederholungen soll die gesamte Prozedur unbedingt mit kaltem Wasser abgeschlossen werden. Grundsätzlich soll die Wechseldusche an den Füßen beginnen und langsam über die Beine Richtung Oberkörper wandern. Spare dabei den Kopf aus und hebe die Füße regelmäßig, damit sie sowohl das kalte als auch das warme Wasser abbekommen. Nach dem Duschen ist es schön, sich mit einem Handtuch trocken zu rubbeln.

Achtung bei den Körperbereichen, die zu erweiterten Äderchen neigen!
Hier solltest du vorsichtig sein und ohne die Absprache mit einem Spezialisten keine durchblutungsfördernden Maßnahmen ergreifen.

ÜBERWINDUNG BRAUCHST DU NUR AM ANFANG

Der Körper gewöhnt sich schon nach kurzer Zeit an den Wechsel von heiß und kalt, so dass der unangenehme Beigeschmack irgendwann verfliegt. Du wirst dich schon bald nach dem kalten, erfrischenden Ritual sehnen und genau das ist das erste Anzeichen dafür, dass sich dein Stoffwechsel und dein körpereigener Temperaturhaushalt nach und nach stabilisieren.

Der Haken

Wie bei allen wirklich guten und realistischen Dingen ist Kontinuität der entscheidende Faktor zum Erfolg. Damit das Immunsystem optimal angeregt werden kann und die Abwehrkräfte gestärkt werden, solltest du regelmäßig mindestens jeden zweiten Tag das Wechselduschen praktizieren, am besten aber jeden Morgen und nach dem Sport. Du wirst den Unterschied schon nach kurzer Zeit spüren und dich nach einigen Anwendungen fitter und frischer fühlen.

Der mentale Trick

Es ist bewiesen, dass Wasser eine positive Wirkung hat, wenn man es mit guten Gedanken und Worten auflädt und umgekehrt eine negative Wirkung hat, wenn man es mit schlechten Gedanken und Worten lädt. Es hat daher einen größeren Effekt, wenn du dir beim Wechselduschen das Endergebnis vorstellst, d. h. wie du vorhast auszusehen. Glaube mir, es bringt wirklich viel. Wenn du die Augen schließt und genüsslich deinen topfitten, straffen Körper und dein glückliches Gesicht visualisierst, geht alles viel schneller. So beobachtest du, wie der Körper sich selbst trainiert.

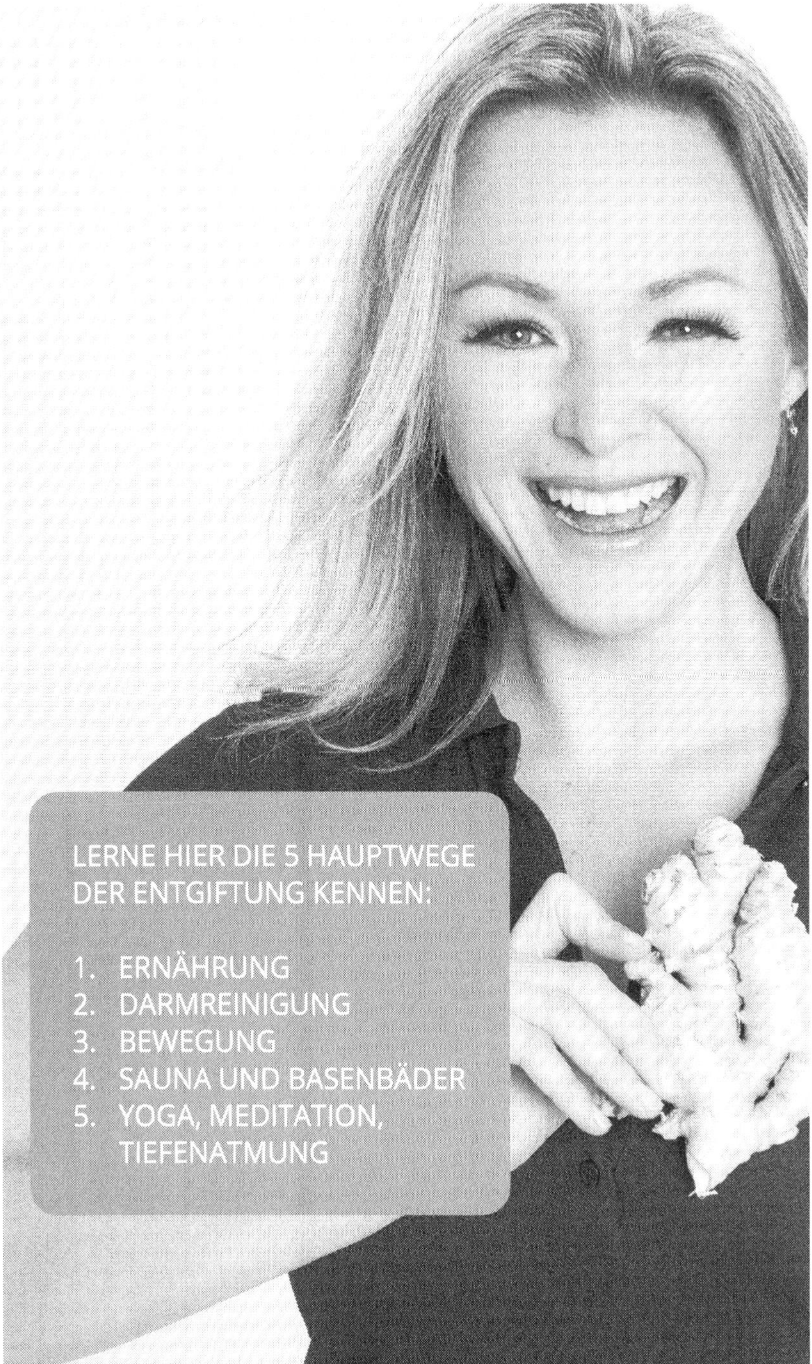
LERNE HIER DIE 5 HAUPTWEGE DER ENTGIFTUNG KENNEN:
1. ERNÄHRUNG
2. DARMREINIGUNG
3. BEWEGUNG
4. SAUNA UND BASENBÄDER
5. YOGA, MEDITATION, TIEFENATMUNG

Die meisten Menschen können es sich gar nicht vorstellen, wie viele Toxine sie ständig mit sich herumschleppen. Bei vielen käme ein Berg von mehreren Kilogramm zusammen, legte man alle Gifte und den ganzen Müll aus ihrem Körper vor sie auf den Tisch. Dieser Cocktail besteht aus Tausenden von Chemikalien, Pestiziden, Schwermetallen, Arzneimitteln, Konservierungs- und anderen Stoffen, die den Körper belasten. Da ist es kein Wunder, dass der Mensch immer mehr und kompliziertere Krankheiten entwickelt.

WARUM DU DER ENTGIFTUNG MEHR AUFMERKSAMKEIT SCHENKEN SOLLTEST

Für mich besteht kein Zweifel daran, dass der Mensch noch nie zuvor so vielen Giften ausgesetzt war wie heute. Ob durch Essen, Wasser, Luft, Kleidung, Baustoffe oder Kosmetika, der menschliche Körper war und ist nicht imstande sich den rapiden Veränderungen seiner Umwelt anzupassen.
Deswegen soll die regelmäßige Reinigung des Körpers eine wichtige Rolle in deinem Leben einnehmen. Du putzt deine Wohnung, dein Auto, deinen Computer, wäschst deine Kleidung und duschst. Warum hörst du hier auf? Dein Körper bedarf auch einer Reinigung von innen. Denn in der heutigen Welt werden die Schadstoffe ohne zusätzliche Detoxaktionen schneller im Körper angereichert, als sie ausgeleitet werden können.
Mit einer bewussten, regelmäßigen Entgiftung unterstützt du deinen Körper die giftigen Substanzen abzubauen und auszuleiten, so dass er optimal funktioniert und seine Selbstheilungskräfte reaktivieren kann.
Du bist reif für eine Entgiftung, wenn du z. B. wenig Energie hast, unter Müdigkeit, Kopfschmerzen, Verstopfung, Allergien, Schlaflosigkeit, Akne, Hautausschlägen, Stimmungsschwankungen, Schnupfen oder Gewichtszunahme leidest.
Dann ist es höchste Zeit für dich, zu entgiften.

WIE KANNST DU ENTGIFTEN?

Obwohl es heutzutage unmöglich ist, gar keine Toxine aufzunehmen, kannst du versuchen sie auf ein Minimum zu reduzieren und dem Körper bei der täglichen Entgiftung helfen. Regelmäßige Reinigungen und bewusste entschlackende Ernährung sind sehr wichtig, um Gesundheit und Wunschgewicht wiederherzustellen. Du wirst es buchstäblich spüren, wie der Müll dich verlässt. Du spürst es durch mehr Energie, klarerem Verstand, besserem Sehvermögen, niedrigerem Blutdruck und besserer Stimmung.

1. ERNÄHRUNG

Detoxmittel in Form von Pillen, Flüssigkeiten und Pulver sind nicht die Antwort. Echte natürliche Mittel und lebendige, basische Säfte sind am nachhaltigsten und am effektivsten. Sie sind der rechte Weg.

Du kannst ganz gezielt entgiftende Lebensmittel in deine tägliche Ernährung integrieren. So wird dein Essen dich nähren und zugleich reinigen. Einige stark entgiftende Lebensmittel sind Löwenzahn, Grünkohl, Leinsamen, Chiasamen, Sellerie, Spargel, Kohl, rohes Sauerkraut, Mariendistel, Kurkuma, Zitronen, Ingwer und Sprossen. Achte darauf, dass du mindestens drei von diesen oder anderen stark reinigenden Lebensmittel in dein tägliches Menü einbaust. So unterstützt du deinen Körper sanft und kontinuierlich bei der Detoxarbeit.

Ich bin kein Fan von ausgedehnten Wasserfastenkuren, aber eine Mahlzeit am Tag (z. B. Frühstück oder Abendessen) durch Grünen Saft zu ersetzen oder einen Tag pro Woche Saftfasten mit grünen Gemüsesäften zu treiben wird die Entgiftung deines Körpers enorm vorantreiben, ohne den Stoffwechsel zu verlangsamen.
Wasser zu trinken während der Entgiftung ist das A und O. Reines Wasser hilft dir die Toxine aus dem Körper zu schwemmen und entlastet Nieren und Leber.
Am besten ist es, gleich nach dem Aufstehen viel Wasser zu trinken, um die über Nacht angesammelten Stoffe auszuspülen. Zitronenwasser aus dem Saft einer Bio-Zitrone wirkt Wunder: Es beschleunigt die Entgiftung und macht den Körper basisch. Wenn du über den Tag verteilt mindestens 2 l Wasser trinkst, spülst du Giftstoffe aus dem Körper und entlastest Nieren und Leber.

Bei Leitungswasser bin ich jedoch vorsichtig, da es viele Hormone, Medikamentenreste und andere unerwünschte Stoffe enthält. Durch das Trinken von Leitungswasser tauschen wir einen Giftstoff durch einen anderen aus. Am besten ist natürliches Quellwasser. Gereinigtes Wasser oder Umkehrosmose sind die besten Alternativen. Ich persönlich lege viel Wert auf die Wasserreinigung und habe ein eigenes Ritual zur Wasserzubereitung. Zuerst reinige ich das Wasser mithilfe eines Destilliergerätes. Nur so wird das Leitungswasser von allen Hormonen, Pillen- und Medikamentenresten, Fluor und auch negativer Energie befreit. Danach reichere ich es mit Mineralstoffen wie Schungit an.

2. DARMREINIGUNG

Wenn du nur die Ernährung umstellst, ist es nicht genug. Ohne eine vorausgehende, gründliche Entgiftung des Körpers wird die gesündeste Ernährung nicht den erhofften Effekt erzielen. Du musst die alten Gifte aus deinem Körper ausleiten und den Verdauungskanal reinigen. Darmreinigungen helfen ungemein beim Entgiftungsprozess. Wenn du regelmäßig unter Kopfschmerzen, Schlafstörungen, Verstopfung, Müdigkeit oder Erkältung leidest, wird dich die Wirkung von Einläufen positiv überraschen. Nicht nur dein Körper, auch deine Psyche profitiert davon.

Eine Darmreinigung pro Woche wird ausreichen und dich besonders am Anfang der Umstellung auf Rohkost enorm unterstützen, indem sie schwere Entgiftungseffekte abmildert. Wichtig dabei ist, dass du Probiotika einnimmst, um die weggespülte Darmflora wieder aufzubauen. Du kannst sowohl probiotische Nahrungsergänzungsmittel als auch natürliche, lebendige probiotische Lebensmittel wie Sauerkraut, Miso, Kimchi oder selbstgemachten veganen Kefir zu dir nehmen.

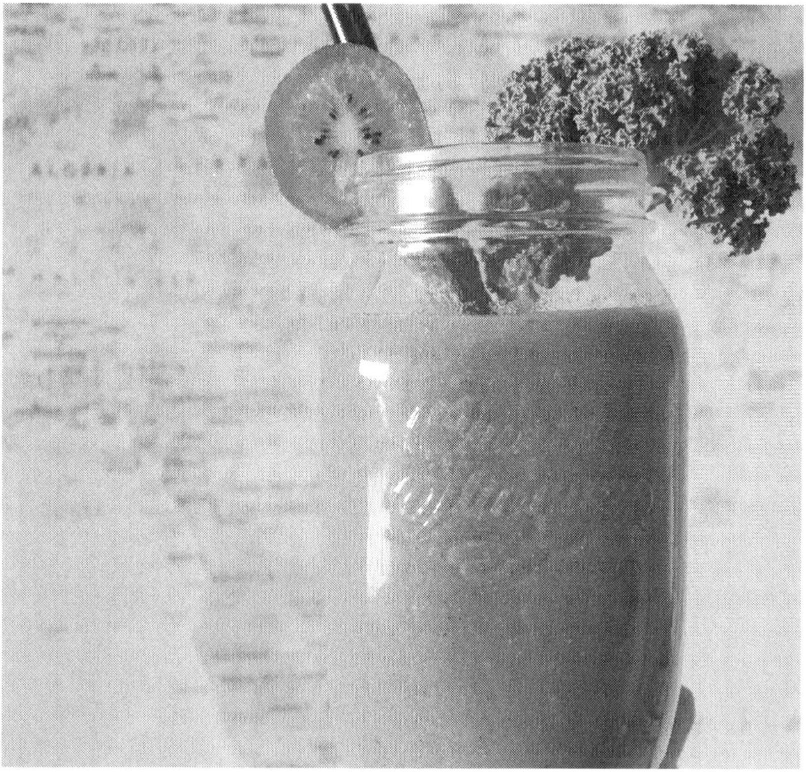

3. BEWEGUNG

Durch regelmäßige Bewegung und Sport beschleunigst du deinen Stoffwechsel. Gifte werden abgebaut, die im Ruhezustand nie berührt würden. Schwitzen trägt dazu bei, dass Schlacken verstärkt über die Haut ausgeschieden werden.
Aktive körperliche Betätigung hat eine enorme entgiftende Wirkung und ist sogar effektiver als passive Detox-Methoden wie Sauna. Training ist das effektivste Mittel, die Lymphflüssigkeit durch den Körper zu pumpen. Auch wenn du dich gesund ernährst, produziert jede Zelle täglich Abfallstoffe, die durch die Lymphe weggeschafft werden müssen. Doch das funktioniert nur, wenn du dich genug bewegst. Mindestens eine Stunde am Tag sollte es sein. Am besten natürlich an der frischen Luft, statt im Fitnessstudio, wo die Klimaanlage Staubpartikel und den Schweiß anderer Leute im Raum verteilt.

Du hast keine Zeit fürs Training? So ein Blödsinn. Überwinde deinen Schweinehund und fang sofort an! Geh so oft wie möglich zu Fuß, fahre Fahrrad, statt Auto und nimm die Treppe statt des Aufzugs.

4. SAUNA UND BASENBÄDER

Die Haut gehört neben Leber, Nieren und Darm zu den wichtigsten Entgiftungsorganen. Toxine können hierüber aufgenommen und auch wieder ausgeschieden werden. Mach dir diesen Mechanismus zunutze.
Regelmäßige Saunabesuche sind überaus wirksam, besonders wenn du sie mit Trockenbürsten und Peeling kombinierst. Hitze ist ein wichtiger Aspekt und ein starker Entgifter. Sie befördert Gifte und Schlacken an die Hautoberfläche.
Auch deswegen ist es so wichtig, nach jedem Saunagang zu duschen.

Falls du keine Zeit oder Möglichkeit hast, in die Sauna zu gehen, ist Baden eine wunderbare Entgiftungsmöglichkeit, die du ohne großen Aufwand machen kannst und bei der du sofort eine gesunde Wirkung spüren wirst. Ein Basenbad entgiftet nicht nur effektiv, sondern ist auch kostengünstig. Mit dem richtigen Zusatz kannst du den Entgiftungseffekt deutlich steigern. Dabei brauchst du nicht zu teuren Badezusätzen greifen.

Hier sind einige günstige und effektive Detoxvariationen:

1. Natronbad
Füge ½ Tasse Badesalz und 1 Tasse (oder mehr) Natron ins Badewasser. Natron hilft dabei, Öl und Schweiß abzuwaschen, und da es sehr basisch ist, neutralisiert es die Säuren auf der Haut. Bleibe ca. 45 Minuten in der Wanne, bis sich das Wasser deutlich abgekühlt hat. Du kannst dich hinterher direkt abtrocknen, ohne dich abzuduschen. Basische Bäder haben eine lange Tradition. Schon in alten Hochkulturen war ihre positive Wirkung auf den Körper bekannt. Ein Natronbad eignet sich hervorragend für ein belastetes Immunsystem oder um die negativen Effekte von Strahlung zu mindern. *Achtung bei der Auswahl des Natron: Herkömmliches Backpulver enthält oft Aluminium, was du unbedingt vermeiden musst.*

2. Ingwerbad
Ingwer erwärmt den Körper und hilft ihm Giftstoffe auszuleiten. Ein Ingwerbad benötigt wenig Aufwand und hat große Wirkung. Für ein Vollbad reibe eine 6 cm lange Ingwerknolle klein, überbrühe sie mit ½ Liter Wasser und lasse sie 10 Minuten ziehen. Verrühr eine Handvoll Meersalz zusammen mit dem Ingwerabsud im warmen Vollbad. Bade darin für ca. 20 min, trockne dich ab und ruhe für 20 min.

3. Apfelessigbad
Zwei Tassen Bio-Apfelessig in die heiße Badewanne geben. 30 – 40 min im Wasser bleiben, bis es abgekühlt ist. Abtrocknen und erst am nächsten Morgen duschen. Apfelessigbäder sind sehr wirksam bei der Entgiftung und Eliminierung von überschüssiger Harnsäure und Körpergeruch. 1- bis 2-mal die Woche anwenden. Natürlich kannst du die einzelnen Detoxbäder auch veredeln. Am liebsten verwende ich hierzu eine Mischung aus Rosmarin-, Lavendel- oder anderen ätherischen Ölen. 1- bis 2-mal pro Woche Saunieren oder Baden oder in Kombination werden ein Wunder bewirken!

4. Entgiftendes Fußbad
Falls du keine Badewanne zu Hause hast, kannst du ein Fußbad in einer geeigneten Schüssel nehmen. Ein Fußbad mit Meersalz oder anderen basischen Zusätzen wirkt entgiftend und schön belebend. In China werden die Füße als Hilfsnieren bezeichnet, weil die mit Tausenden Drüsen, Nervenenden und Kapillaren angereicherten Fußsohlen eine zusätzliche Ausscheidung von Stoffwechselschlacken gewährleisten und somit die Nieren bei ihrer Arbeit unterstützen. Das Salz im Bad fördert die Ausscheidung von Giftstoffen über die Fußsohle. Diese Variante der Entgiftung ist einfach, angenehm und schnell.

So geht ein entgiftendes Fußbad:
Fülle eine Schüssel mit Wasser mit einer Temperatur von idealerweise 37 – 40 °C. Das warme Wasser hilft die Hautporen zu öffnen. Dies ist notwendig, damit die Säuren und Schlacken über die Haut ausgeschieden werden. Gib ein basisches Salz ins Wasser, um einen pH-Wert von 8,0 oder höher zu erreichen. Der pH-Wert des Wassers lässt sich sehr einfach mithilfe von pH-Streifen aus der Apotheke messen. Statt Salz eignet sich auch Natron hervorragend.

Um die maximale Wirkung zu entfalten, sollte ein basisches Fußbad mindestens 30 Minuten dauern, ideal sind aber 60 Minuten oder mehr – so kann die maximale Menge an Säuren über die Füße ausgeschieden werden. Höre dabei auf deinen Körper und breche die Prozedur sofort ab, wenn du Schwindelgefühl oder Kreislaufprobleme verspürst.

Nach dem Fußbad spüle die Füße nicht ab und creme sie auch nicht ein!
Lasse sie an der Luft trocknen und atmen oder trockne sie mit einem Handtuch ab. Ein basisches Fußbad kannst du ruhigen Gewissens 1 – 2 oder sogar mehrmals wöchentlich anwenden. Je häufiger, desto mehr Säuren und Schlacken werden ausgeschieden.

Trinke ausreichend Wasser, bevor du ein Fußbad machst. Das entlastet den Kreislauf, der aufgrund der zugeführten Wärme belastet werden kann. Bei kranken Füßen lass dich vorher von deinem Arzt beraten, da ein basisches Fußbad nicht für alle Erkrankungen geeignet ist.

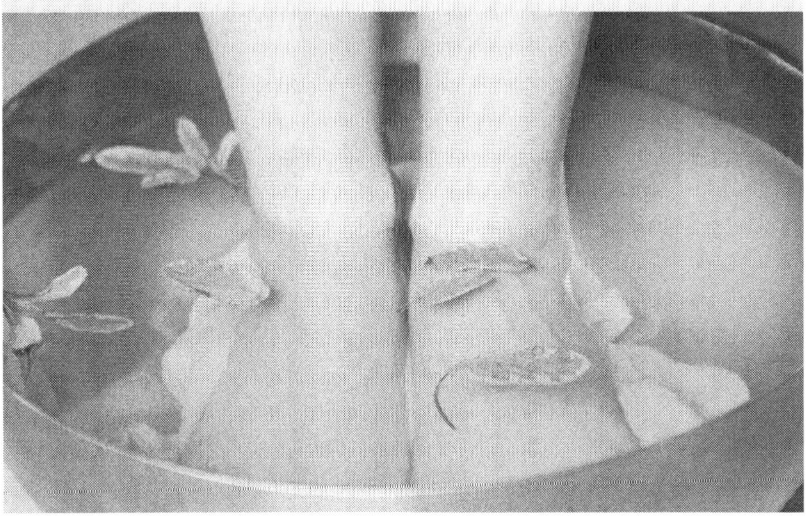

5. YOGA, MEDITATION, TIEFENATMUNG

Alle zuvor genannten Punkte sind wichtig und helfen dir dabei zu entgiften, aber die wirkungsvollste Methode, den Körper zu entgiften und physische wie psychische Gesundheit herzustellen, ist die Atmung. Ihr musst du einmal ganz bewusst deine Aufmerksamkeit schenken, da sie große Energien freisetzen und auf körperlicher und seelischer Ebene vieles bewirken kann. Tiefe und bewusste Atmung ist die mit Abstand wirkungsvollste Methode, den Körper zu entgiften. Und sie ist kostenlos! Die Atmung ist die Basis des Lebens; der Körper braucht Sauerstoff dringender als Nahrung. Ohne den nächsten Atemzug könnten wir nicht weiterleben. Nicht nur was wir essen, auch wie wir atmen, hat direkten Einfluss auf die Gesundheit unseres Körpers. Die bewusste Atmung versorgt den Körper mit ausreichend Sauerstoff und entschlackt ihn und hilft emotionale Blockaden zu überwinden und in Stresssituationen schneller wieder zur eigenen Mitte zu finden.

Wie das funktioniert?

Mit jedem Atemzug wird Sauerstoff über den Blutkreislauf in jede einzelne Zelle des Körpers geliefert. Zum Abtransport der Giftstoffe und Abfälle wird das Lymphsystem aktiv, das durch Muskelbewegung und Atmung angetrieben wird.

Schon eine tägliche 20-minütige, bewusste Bauchatmung harmonisiert den Stoffwechsel und stärkt die Ausscheidungsorgane. Ich mache das am liebsten im Schneidersitz im Park oder auf dem Balkon – denn an der frischen Luft ist es am besten. Ich atme ein und zähle langsam bis 5, ich atme aus und zähle bis 5. Dabei beobachte ich, wie die Luft in meinen Körper fließt. Die Bauchdecke weitet sich und beim Ausatmen zieht sie sich wieder zusammen.

Wenn du dir die Tiefenatmung zur Gewohnheit machst, wirst du gesünder, schlanker und ruhiger.
Nicht umsonst hat mein 10-tägiges Vipassana Retreat auch noch nach einem halben Jahr eine starke Wirkung auf mich.

Ich bin ein anderer Mensch geworden: viel glücklicher, entspannter und cooler, wie die buddhistischen Mönche es formulierten.

MEDITATION UND BEWUSSTSEIN

DEINE AUSSTRAHLUNG

Es ist für niemand ein Geheimnis, dass sich Stress sofort auf unser Aussehen auswirkt. Der Zustand der Haut, Haare und Nägel spiegelt nicht nur unsere physische Gesundheit, unsere Harmonie, toxische Belastung und die Qualität unserer Ernährung wider, sondern auch unseren seelischen Zustand. Seelisches Wohlbefinden und Lebensenergie sind eine der wichtigsten Grundlagen, die eigene attraktive Ausstrahlung voll und ganz zu entfalten.

Ich finde die ayurvedische ganzheitliche Sichtweise auf Schönheit am sinnvollsten, sie unterscheidet sich stark von der herkömmlichen europäischen Kosmetik. In der Ayurveda wird Schönheit als Ausdruck eines erfüllten, glücklichen und gesunden Menschen gesehen. Nicht nur der Spiegel entscheidet über das Maß der Attraktivität, sondern auch unser Wohlbefinden und unsere Lebensfreude. Wahre Schönheit spiegelt auch immer das innere Wesen eines Menschen wider. Das Geheimnis der wahren Schönheit liegt in der Menge und der Qualität der Lebensenergie. Sie bringt die Augen zum Strahlen und die Haut zum Schimmern und bewirkt eine unwiderstehliche Anziehungskraft.

Die innere Ausstrahlung kann uns keine Kosmetik geben. Pflege und Verschönerung sind wichtig, doch sie bilden nur einen Teil des Ganzen. Zusammen mit Meditation angewandt ist die liebevolle chemiefreie Pflege noch viel wirksamer.

Meditation beruhigt den Geist, der uns permanent davon abhält, wir selbst zu sein, und uns mit Gedanken unaufhörlich zuballert. Durch Meditation kannst du zu dir und deiner Schönheit finden, dich wahrnehmen und sogar dein Aussehen formen. Wenn du die ganze Kraft der echten Schönheit nutzen möchtest, widme ein paar Minuten deiner Zeit der täglichen Meditation oder Yoga. Zusammen mit Meditation angewandt ist jede Pflege viel wirksamer.

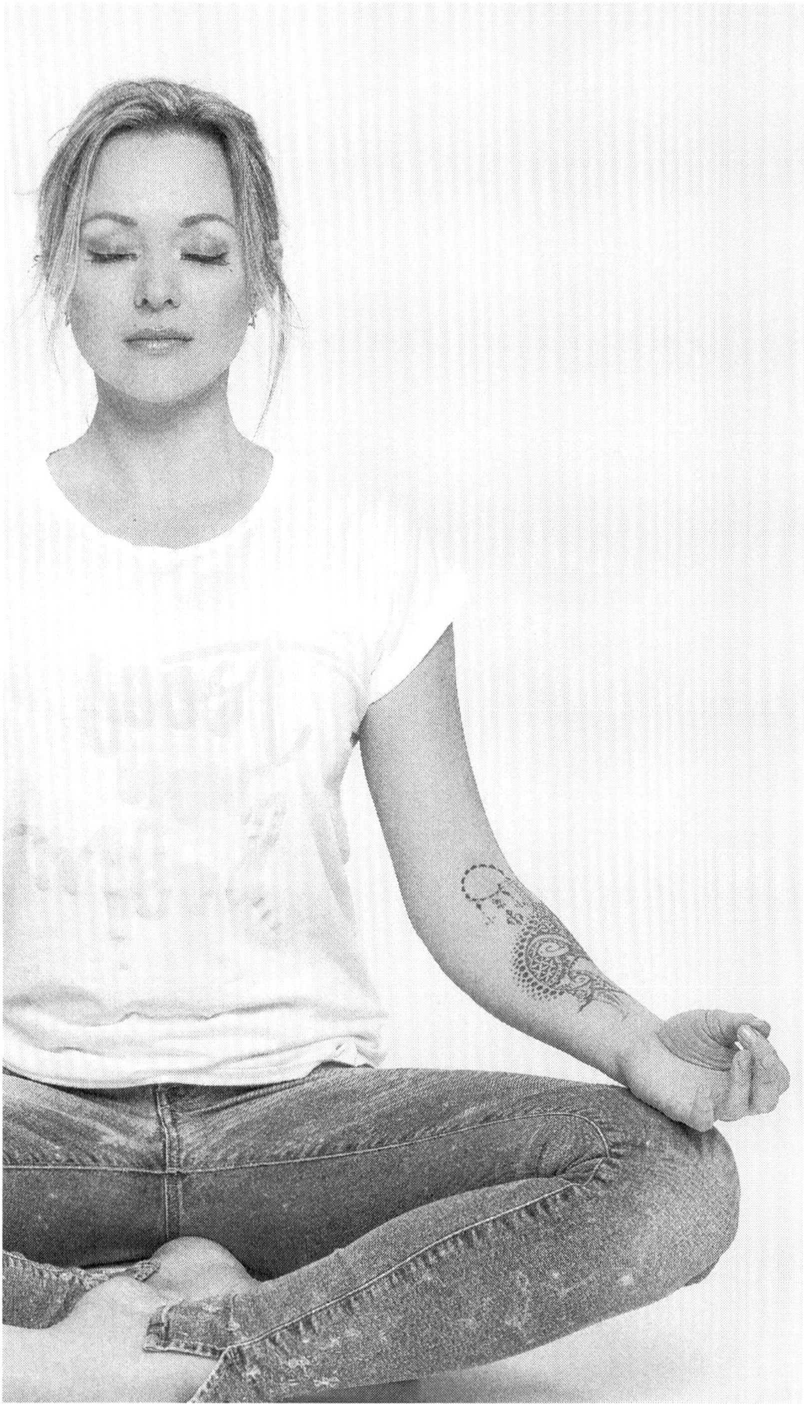

YOGA UND MEDITATION

Beim Yoga lernst du, dich mit dem schöpferischen Kern zu verbinden, den Körper bewusst zu spüren und den Geist zu beruhigen. Dabei werden das Hormon- und das Nervensystem ausgeglichen, der Alterungsprozess verlangsamt, die Haltung wird graziös und aufgerichtet.

Meditation beruhigt den Geist, der uns ständig kritisiert, mit Informationen, Vergleichen und Forderungen zuballert und davon abhält, wir selbst zu sein.
Doch wir haben alles, was wir brauchen, bereits in uns.
Meditation kam zu uns aus dem Osten. Sie ist eine Übung, die darauf ausgerichtet ist, die Konzentration zu steigern, über Gedanken, Geist und den geistigen Zustand Kontrolle zu nehmen. Tausende Menschen finden die Lösungen ihrer Sorgen und Probleme in der Meditation. Das Trainieren der Konzentration erlaubt uns, Klarheit zu erlangen und Stressempfinden zu neutralisieren. Die Betreuung von Stress und Anspannung hilft uns, die Muskeln zu entspannen und einige Jahre loszuwerden.
Im Westen ist Meditation vor allem bei Frauen populär. Mit ihrer Hilfe lösen sie sich von den über die Jahre angesammelten Problemen, ungeäußertem Groll, negativen Erlebnissen und dem Stress der Großstadt. Als Ergebnis verändert sich nicht nur der innere, sondern auch der äußere Zustand: die Sorgenfältchen verschwinden, die Hautfarbe sieht frischer aus, Haut, Haare und Nägel werden glänzender und gesünder, die Augen leuchten und das Lächeln bezaubert.

Meditation funktioniert viel einfacher, als du dir vielleicht vorstellst. Ich dachte auch zuerst, dass man dafür in eine abgelegene Höhle in den Himalaya reisen muss, aber dem ist bei weitem nicht so.

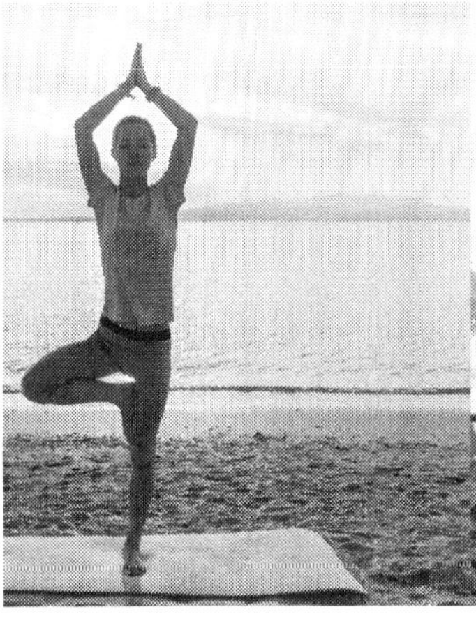

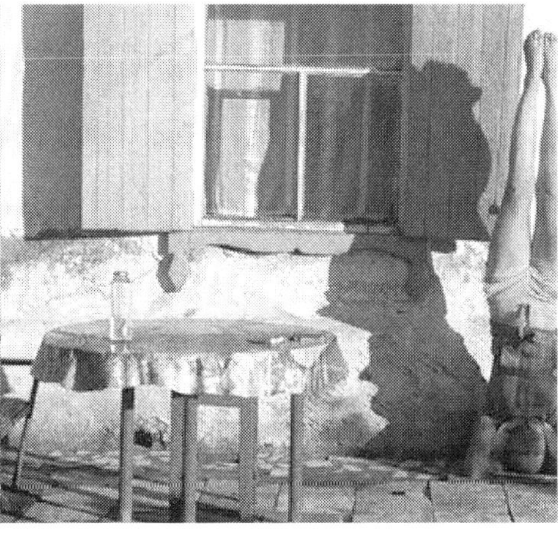

Stelle für den Anfang den Timer auf 5 Minuten, setze dich auf einen Stuhl oder auf den Boden im Schneidersitz, die Hände ganz entspannt auf den Oberschenkeln oder Knien. Am besten draußen oder bei offenem Fenster.

Atme tief ein und vollständig aus.
Auf 5 ein, auf 5 aus. Spüre, wie die Luft in deinen Körper ein- und ausgeht.
Konzentriere dich auf dein Herzchakra (der Punkt in der Mitte der Brust auf Höhe des Herzens). Der Geist wird versuchen, dich mit allen möglichen Gedanken abzulenken. Doch du bleibst ruhig, beobachte sie einfach und lass sie los!
Meditation erfordert Regelmäßigkeit. Den besten Effekt erreichst du, wenn du täglich morgens und abends meditierst.

**Hier ist eine Meditation,
die dir hilft, dein Aussehen zu formen:**

Setze dich auf einen Stuhl oder auf den Boden im Schneidersitz,
die Hände ganz entspannt auf den Oberschenkeln oder Knien,
mache einige tiefe Atemzüge, entspanne dich und vergiss die Außenwelt.

Stell dir einen wunderschönen Ort vor. Grüne Bäume lassen die Sonnenstrahlen durch, ein erfrischender, glänzender Wasserfall fällt in einen klaren See. Der Ort ist mitHarmonie und Schönheit gefüllt. Vielleicht warst du schon irgendwann an diesem Ort. Nimm Wasser in die Hände und wasche dein Gesicht und den ganzen Körper.

Stell dir vor, dass das Wasser alles Negative reinigt und wegtreibt und spüre die Einheit mit der Natur. Stelle dir dein ideales Aussehen vor: glänzende Haare, glatte Haut, strahlende Augen, ein fitter, straffer Körper voll Energie.

Bleibe für 10 – 15 Minuten und genieße diesen Zustand.
Wenn du soweit bist, verlasse diesen schönen Ort.

Beim Ausführen der Meditation ist es ausschlaggebend, sich glücklich zu fühlen und an das Ergebnis zu glauben. Diese Meditation hat eine sehr starke Wirkung und erfordert ebenfalls Geduld und Regelmäßigkeit. Zusammen mit Yoga, einer lebendigen vitalen Ernährung und natürlicher Pflege wird sie Wunder bewirken.

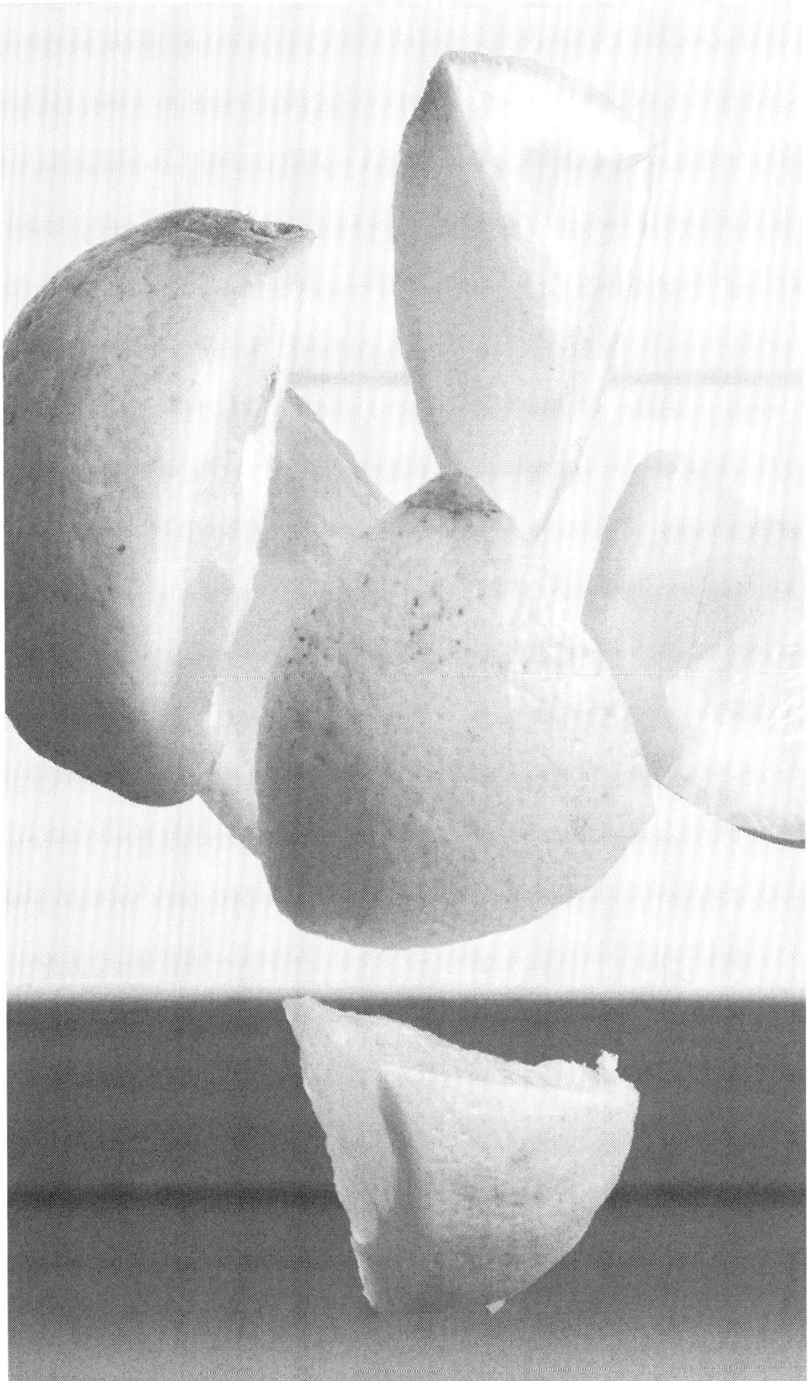

In diesem Abschnitt teile ich mit dir zusammenfassend die Tricks und Anwendungen von meinen am meisten eingesetzten Beautyprodukten: **Kokosöl und Zitrone.** Diese beiden sind besondere Multitalente. Damit möchte ich dir zeigen, wie vielseitig die natürlichen Mittel sind, und du kannst dir mit nur wenigen natürlichen Mitteln viel Platz, Geld und Sorgen sparen. Finde deine Favoriten und mach dir das Leben schön!

10 ANWENDUNGEN VON KOKOSÖL FÜR DEINE SCHÖNHEIT

Kokosöl ist heutzutage sehr beliebt. Vielleicht setzt du es schon erfolgreich in der Küche oder deiner Beautyroutine ein und hast bereits einige chemische Pflegeprodukte damit ersetzt. Aber wusstest du, dass du mehr als die Hälfte aller Schönheitsprodukte in deinem Bad durch Kokosöl austauschen kannst? Kokosöl kann zu einem richtigen Allround-Talent werden, wenn du nur weißt wie.
Es gibt nicht so viele richtige Alles-in-einem-Beautyprodukte, aber Kokosöl gehört definitiv dazu. Eigentlich sollte man die Frage anders stellen: Was kann Kokosöl nicht? Die Antwort: mattieren. Aber damit kann man sicher gut leben. In diesem Abschnitt beschreibe ich die Anwendungen von diesem Wunderöl, die ich selbst anwende. Ich habe diese Tricks über lange Zeit an mir selbst erfolgreich getestet und in meine Beautyroutine fest eingebaut.
Also hole das Kokosölglas und lass uns kreativ sein und mit der chemiefreien Pflege beginnen. Beachte: Bei Raumtemperatur ist Kokosöl fest, wird aber in den Händen und beim Auftragen durch die Körperwärme ganz schnell flüssig.

1. ABSCHMINKEN

Schon ein halber Teelöffel Kokosöl kann sehr dramatisch aufgetragene Smokey Eyes entfernen. Einfach eine Erbsengröße Kokosöl in die Finger nehmen, in den Händen aufwärmen (falls es Winter ist und das Öl hart geworden ist) und auf ein Wattepad auftragen. Streiche das Wattepad zärtlich über die Augenpartien. Wenn du mit dem Abschminken fertig bist, wasche dein Gesicht mit lauwarmem Wasser (Seife brauchst du nicht unbedingt). Das Öl vollbringt großartige Arbeit beim Entfernen der hartnäckigen Schminkreste und pflegt dabei die zarte Haut um die Augen herum. Zusätzlich ist Kokosöl ein natürliches antibakterielles Mittel. Deshalb verursacht es keine Hautirritationen. Es entfernt sogar wasserfeste Wimperntusche!
Falls du gerne Make-up benutzt, rate ich dir, für das Abschminken des Gesichts Jojobaöl oder ein anderes hochwertiges Öl zu verwenden (warum, siehe Punkt 4). Danach brauchst du das Gesicht nicht einmal einzucremen. So hast du dir auch die Nachtcreme gespart.

2. MUND UND ZÄHNE: FRISCHER ATEM UND WEISSE ZÄHNE

Dank seiner antibakteriellen und fungiziden Eigenschaften kann Kokosöl auch im Mundraum Wunder wirken. 5- bis 20-minütiges Ölziehen als erstes nach dem Aufstehen kann dir helfen, die Keime und Bakterien, die sich über Nacht angesammelt haben, zu entfernen, und trägt zur allgemeinen Entgiftung bei. Das führt zu frischem Atem, weißeren Zähnen und gesundem Zahnfleisch.
Zum Ölziehen nimm einen Teelöffel Kokosöl in den Mund und ziehe es ca. 20 Minuten lang hin und her durch die Zähne. Danach spucke es in den Mülleimer aus und spüle den Mundraum mit Wasser gründlich nach.
Wenn die lange Prozedur des Ölziehens nichts für dich ist, tauche alternativ deine Zahnbürste von Zeit zu Zeit in Kokosöl ein und bürste nach dem normalen Zähneputzen oder stattdessen die Zähne. Anschließend spüle mit Wasser nach. Du wirst erstaunt sein, wie glatt und sauber sich deine Zähne anfühlen.

3. DEO

In Abschnitt 3.1 des II. Teils schrieb ich schon darüber, wie du auf Basis von Kokosöl ein Deodorant herstellen kannst. Falls es dir jedoch zu zeitaufwendig ist, kannst du, z. B. beim Sport, pures Kokosöl als Deodorant auftragen. (Am besten bei dunklen oder ärmellosen Sachen!) Es hemmt auf natürliche Weise dank Laurinsäure die Vermehrung geruchsbildender Bakterien und hat einen angenehmen exotischen, unaufdringlichen Duft. Kokosöl beruhigt außerdem irritierte Haut und Rötungen in den Achseln nach der Rasur.

4. FEUCHTIGKEITSSPENDER FÜR DIE HAUT

Warum teure Cremes und Bodylotions mit fraglichen Zutaten kaufen, wenn es Kokosöl gibt? Es ist die perfekte feuchtigkeitsspendende natürliche Hautpflege für den gesamten Körper. Außer beim Gesicht würde ich es nicht empfehlen, da es komedogen wirkt (verursacht unreine Haut). Für das Gesicht nehme ich lieber Sheabutter oder Jojobaöl. Für den Körper dagegen ist Kokosöl ein Traum!
Bei mir kommt nichts anderes mehr auf die Haut. Dazu ist Kokosöl wirksam bei Hautirritationen und unterstützt die Narbenheilung.

5. HAARPFLEGE

Es ist kein Wunder, dass so viele Haarpflegeprodukte Kokosöl beinhalten:
Es dringt effektiv in das Haar ein und repariert und schützt es auf natürliche Weise vor dem Austrocknen.
Massiere vor der Haarwäsche etwas Kokosöl in die Spitzen, lasse es 20 – 30 Minuten einwirken und wasche dann das Haar wie gewohnt. Es wird weich und glänzend. Auf diese Weise kannst du auf die üblichen Spülungen und Kuren nach dem Waschen verzichten.
Du kannst das Kokosöl auch über Nacht einwirken lassen. Flechte dazu das eingeölte Haar in einen Zopf oder binde einen Dutt und lege ein weiches Handtuch auf das Kissen. Am morgen wäschst du dein Haar wie gewohnt.
Ich habe momentan folgende konventionelle Haarpflegeprodukte durch Kokosöl ersetzt: Haarkur, Haarspülung, Spitzenfluid und Glanzserum. Interessanterweise habe ich, seit ich auf chemische Haarpflegeprodukte verzichte, auch keinen Spliss mehr.

6. RASUR

Konventioneller Rasierschaum ist ein Cocktail aus Chemikalien, den du überhaupt nicht brauchst, um schöne, glatte Beine und Achseln zu bekommen. Kokosöl ist natürlich, entzündungshemmend und feuchtigkeitsspendend.
Öle mit einer kleinen Menge Kokosöl die zu rasierenden Areale ein und gehe wie gewohnt mit dem Rasierer drüber. Tipp: Rasiere nicht unter der Dusche. Das Öl ist rutschig – es wird einfacher, den Rasierer zu halten, wenn deine Hände trocken sind.

7. SONNENSCHUTZ

Kokosöl eignet sich wunderbar als natürlicher Sonnenschutz und als Pflege nach dem Sonnenbaden. Es hat einen leichten Sonnenschutzfaktor und blockiert etwa ein Fünftel der Sonnenstrahlen. Du kannst dich damit also 20 % länger der Sonne erfreuen, ohne verbrannt zu werden. Kokosöl nährt die Haut, spendet Feuchtigkeit und schützt vor freien Radikalen. Falls du dich doch verbrannt haben solltest, beruhigt es deine Haut.
Ich erspare meiner Haut die giftigen Chemikalien von Sonnencremes schon seit zwei Jahren und habe mich seitdem weniger verbrannt als vorher. Das bedeutet jedoch nicht, dass du jetzt stundenlang in der knallenden Sonne schwitzen kannst und dir nichts passieren kann.

8. LIPPENPFLEGE

Lippen brauchen an den heißen Sommertagen sowie bei windigem kalten Winterwetter schonende natürliche Pflege und Schutz. Raue trockene Lippen haben keine Chance gegen ultrahydrierendes Kokosöl. Außerdem hat Kokosöl einen schönen Duft und Geschmack, falls du es beim Essen oder Trinken mitschlucken solltest. Denn ein kleiner Teil des Lippenstift oder des Glosses landet immer im Mund und somit auch im Magen. Die Kosmetikfirma Raw Natural Beauty hat berechnet, dass eine moderne Frau im Durchschnitt rund 3,5 kg Lippenstift unfreiwillig isst. Bei all den chemiebeladenen Lippenstiften muss das wirklich nicht sein! Wenn du mal aus Versehen Kokosöl verschluckst, tust du deinem Körper sogar etwas Gutes.

Fülle es in ein kleines hübsches Tiegelchen. So kannst du es in deiner Handtasche mitnehmen und hast es im Laufe des Tages immer griffbereit bei dir – obwohl du deinen Kokosöl-Lippenbalsam gar nicht so oft brauchen wirst, denn im Vergleich mit konventionellen Pflegeprodukten und Lippenstiften, die deine Lippen auf Dauer austrocknen und süchtig machen, wirkt Kokosöl nachhaltig.

9. AUGENCREME

Die Haut um die Augen ist zart und empfindlich. Wenn du den Gedanken an teure Augencremes nicht magst, kann ich Kokosöl nur wärmstens empfehlen. Es macht die Haut um die Augen elastisch, strahlend und pflegt sie rundum. Allerdings rate ich, Kokosöl nur als Nachtaugenpflege aufzutragen und nicht unmittelbar vor dem Schminken, denn wenn du es vor dem Augenschatten, Kajal oder der Wimperntusche aufträgst, werden diese ganz schnell zerlaufen und verschmieren. Habe ich selbst schon alles erlebt.

10. GEGEN DEHNUNGSSTREIFEN

Dehnungsstreifen können bei einer schnellen Gewichtszu- oder -abnahme entstehen. Regelmäßiges Einölen in Kombination mit 3- bis 5-minütigen Selbstmassagen kann die Haut unterstützen elastischer, geschmeidiger und straffer zu werden. Kokosöl versorgt die Haut mit Feuchtigkeit und wertvollen Mineralstoffen und stärkt das Bindegewebe. Auch bei schon bestehenden Dehnungsstreifen kann Kokosöl das Hautbild langfristig verbessern.

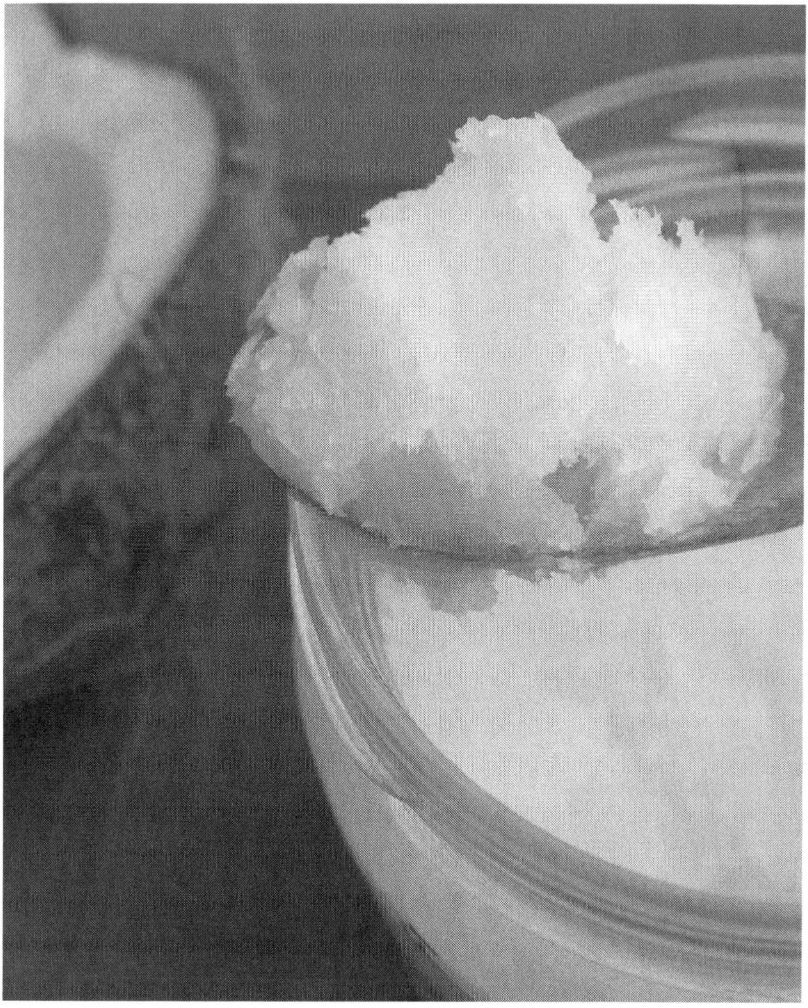

6 ANWENDUNGEN DER ZITRONE FÜR DEINE SCHÖNHEIT

Manchmal kann man wirklich darüber ins Staunen geraten, was man mit einfachen Lebensmitteln wie Zitronen alles machen kann. Als ich mich nach Alternativen zu teuren, chemischen Kosmetikprodukten umsah, war ich total überrascht, wie viele Anwendungsmöglichkeiten es für diese Zitrusfrucht gibt. Sie gehört wie das Kokosöl zu den unverzichtbaren Zutaten für meine regelmäßige Pflegeroutine und ersetzt bei mir viele Plastiktuben mit chemischen Produkten. Die Zitrusfrucht wirkt desinfizierend und ist ein natürliches Bleichmittel. Sie wirkt stark antioxidativ, hilft bei der Regulierung des Säure-Basen-Haushalts und dem Fettabbau.
Außerdem ist die Zitrone bekannt für ihren hohen Vitamin-C-Gehalt.
Ich setze die Zitrone vielseitig als natürliches Schönheitsmittel ein. Vielleicht regt dich mein Beispiel an, die eine oder andere Anwendung auszuprobieren.

1. FÜR DIE HAARWÄSCHE

Zitrone verleiht den Haaren einen schönen Glanz. Die natürlichen Säuren der Zitrone entfernen effektiv die Rückstände von chemischen Pflegeprodukten und pflegen dank ihrer basischen Wirkung.

Für die Kur vermenge 2 – 3 Löffel Oliven-, Jojoba- oder Kokosöl mit einem großen Spritzer Zitronensaft. Massiere die Mischung in die Haarlängen und -spitzen und lasse das ganze über Nacht oder zumindest eine Stunde einwirken.
Bei fettigem Haar reibe die Kopfhaut vor der Haarwäsche mit Zitronensaft (ich nehme dafür einfach eine halbe Zitrone) und lasse es ca. 20 – 30 Minuten einwirken. Danach ganz normal Haare waschen, am besten mit natürlichen Mitteln. Sie werden nicht so schnell wieder fettig.

Rinse: Falls du schon meinem Beispiel folgst und deine Haare mit Lavaerde, Natron oder nur Wasser wäschst, ist Zitronenrinse der perfekte Abschluss, um die Hautschüppchen wieder zu schließen. Vermische 1 l kaltes Wasser mit dem Saft einer Zitrone und spüle die Haare nach der Wäsche damit ab. Nachdem sie getrocknet sind, sind sie griffig und glänzend.

2. HAARE SCHONEND AUFHELLEN

Dass Blondierung und Haarfarbe giftig sind und die Haarstruktur zerstören, weißt du wahrscheinlich schon. Im Sommer oder im Urlaub kannst du die Synergie der Zitrone und der Sonne nutzen, um deine Haare natürlich und chemiefrei aufzuhellen. Natürlich werden sie nicht um mehrere Nuancen heller wie von der chemischen Farbe, dafür wird die Aufhellung gesund aussehen und verändert nicht deinen Typ. Befeuchte die Haare mit dem Zitronensaft und gehe danach eine Weile in die Sonne. So werden sie aufgehellt und bekommen einen schönen Glanz. Um die gewünschten Lichteffekte zu erzielen, wende diese Methode 2- bis 3-mal pro Woche an.

3. FÜR STÄRKERE, HELLERE FINGERNÄGEL

Hausarbeiten ohne Handschuhe, mit Chemikalien, Handcremes und schlechten Gewohnheiten können zu brüchigen und verfärbten Nägeln führen. Die Zitrone ist auch hier ein guter Helfer.

Für die Aufhellung und Stärkung der Nägel nimm eine halbe Zitrone und halte die Fingerspitzen für 15 Minuten oder länger im Fruchtfleisch, z. B. beim Fernsehen oder Youtube-Videos anschauen.
Kur für die Nacht: etwas Zitronensaft mit zwei Löffeln Oliven- oder anderem Öl mischen und mit einer sanften Massage auf die Fingernägel auftragen. Baumwollhandschuhe überziehen und über Nacht einwirken lassen.
Für die Maniküre: Gib die Fingerspitzen in eine kleine Schale, die mit dem Saft einer halben Zitrone und 200 ml warmen Wassers gefüllt ist. Weiche dort deine Fingerspitzen etwa 10 Minuten ein, bevor du sie manikürst.

4. REINE HAUT

Auf die Haut hat Zitrone einen anregenden, straffenden und reinigenden Effekt. Das in der Zitrone enthaltene Vitamin C fördert die Mikrozirkulation, erhöht die Spannkraft der Haut und glättet so das Hautbild. Die Fruchtsäuren der Zitrone haben einen sanften Peeling-Effekt und schonen die Haut.
Für ein klärendes Gesichtswasser presse eine halbe Zitrone aus und verrühre den Saft mit einem Glas stilles Mineralwasser. Mit einem Wattepad verteilst du die Mischung auf dem Gesicht. Die Haut wird sanft gereinigt, belebt und gestrafft. Wusstest du, dass du die Haut an den Ellbogen oder den Knien aufhellen kannst? Einfach diese jeweils mit einer halben Zitrone 3- bis 5-mal die Woche einreiben und den Effekt genießen.

4. REINE HAUT

Matte Haut wird durch eine Zitronen-Hafer-Maske wieder zum Leben erweckt. Dafür zermahle eine halbe Tasse roher Haferflocken in möglichst feines Pulver und gib Zitronensaft hinzu, bis eine dicke Paste entsteht. Trage sie dann auf dein Gesicht auf und lass sie etwa 10 – 15 Minuten einwirken, bis alles trocken ist. Danach spülst du mit kühlem Wasser ab.

5. ZITRONENAROMA BELEBT UND ENTSPANNT

Abgesehen von den kosmetischen Schönheitswirkungen wirkt Zitrone vitalisierend. Wenn du einen frischen Duft in den Raum bringen möchtest, kannst du die Kraft der Zitrone nutzen. Das Zitronenaroma wirkt anregend auf den Geist, belebt und hilft bei Konzentrationsstörungen. Auf manche wirkt das Zitronenaroma aber auch beruhigend, du kannst es deshalb auch zur Entspannung einsetzen. Wenn du vital und entspannt bist, hast du eine strahlende Aura. Dieser Schönheitsaspekt ist nicht zu unterschätzen!

6. MORGENDLICHE ENTGIFTUNG

Da Schönheit in erster Linie von innen kommt, kannst du die wundersame Wirkung der Zitrone auch zur Entgiftung und für reine Haut nutzen, um alle ihre Schönheitseffekte in Kombination noch wirksamer zu machen. Dieses einfache Morgenritual hilft, den Körper zu entsäuern, hydriert die Zellen nach der Nacht, bringt die Verdauung richtig in Schwung, unterstützt bei der Ausscheidung von Giftstoffen und bei der Fettverbrennung. Außerdem ist das Zitronenwasser eines der effektivsten Mittel für ein klareres Hautbild.

Das Ritual:
Drücke jeden Tag direkt nach dem Aufstehen eine halbe bis ganze Zitrone abhängig von der Größe in ein 0,3 l bis 0,5 l Glas mit reinem Wasser bei Zimmertemperatur aus. Trinke es mindestens 15 Minuten vor der ersten Mahlzeit. Probiere Zitronenwasser täglich einen Monat lang aus! Du wirst positiv überrascht sein!

Fazit:
Die Zitrone kann einige chemische Kosmetikmittel aus Plastiktuben ersetzen und dabei Tierleid, Geld und Platz im Badezimmer und einiges an Umweltverschmutzung ersparen. Bei mir ersetzt sie unter anderem Haarspülung, Blondierungsmittel, Nagelserum, Gesichtspflege, Raumduft und Detoxkapseln und -tees.

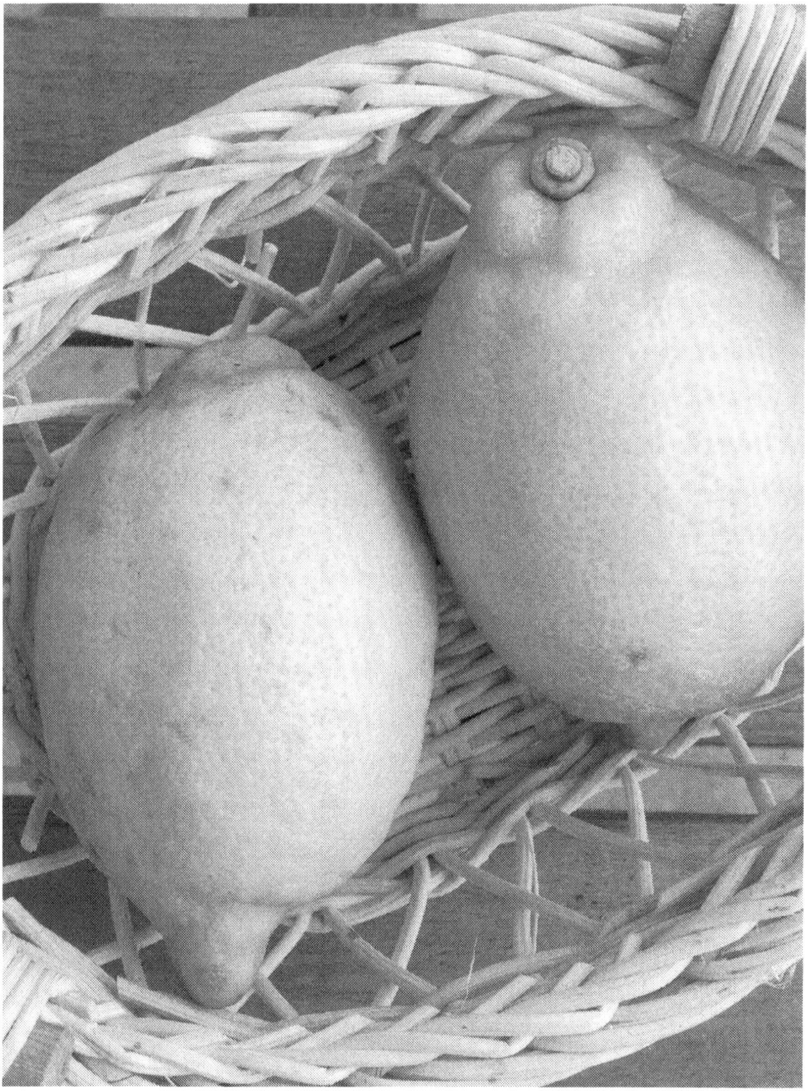

Die Natur hat dich in all deiner einzigartigen Schönheit geschaffen.

Sei, so wie du bist, und lass deinen Körper atmen und sich selbst pflegen! Genieße die Freiheit, dich ohne Hilfsmittel gut zu fühlen! Du bist schön! Lass deine Augen und dein Lächeln, die natürlichen Juwelen, strahlen! Mache den ersten Schritt und probiere es aus!

Zugegeben, manchmal braucht es eine mächtige Portion Mut, den Weg, den alle gehen, zu verlassen, um neue, ungewöhnliche Wege zu ergründen. Umso schöner ist das Gefühl, sich etwas Gutes zu tun und dafür die Dankbarkeit des Körpers in Form des Wohlbefindens und der Leichtigkeit zu spüren. Verwende die zeitlosen Mittel der Natur, um deine Schönheit zu pflegen und hervorzuheben! Unterstütze liebend deinen Körper, und er wird dir mit Strahlen und Blühen danken! Keine Schminke, Haarverlängerungen, Spitzen und Co. werden dein Strahlen überbieten können.

Nach drei Jahren des Weglassens eines chemischen Produktes nach dem anderen war ich ehrlich gesagt ziemlich überrascht, wie ich eigentlich aussehe, als ich mich plötzlich ohne blondierte Haare, fette Extensions, ultralange Gelnägel, Schminke und ohne alle möglichen teuren Cremes auf der Haut ansah. Ich habe mich gewundert, wie gut mir meine Haarfarbe steht, wie glatt und rein meine Haut ist und wie schön meine Gesichtszüge miteinander harmonieren. Ich habe ein mir bis dahin unbekanntes Körpergefühl gespürt, als ob mir mein Körper danke sagen wollte. Ich muss nicht mit ihm kämpfen, denn er ist mein bester Freund und mein Zuhause. Es ist ein unglaublich schönes Gefühl, den eigenen Körper zu erfahren und wertschätzen zu lernen. Ich hoffe und wünsche dir, dass du es ebenso erlebst.

Deine Victoria

ANMERKUNGEN

1 Exley C, Charles LM, Barr L, Martin C, Polwart A, Darbre PD. Aluminium in human breast tissue. J Inorganic Biochem. 2007;101(9):1344–6.
2 Vgl. Schimmelpfennig 2014: S.127.
3 Vgl. Schimmelpfennig 2014: S.141.
4 Vgl. Kehrbusch 2013: S. 125.
5 Vergleiche beispielsweise die beiden Veröffentlichungen:
Koch HM, Preuss R, Angerer J. Di(2-ethylhexyl)phthalate (DEHP): human metabolism and internal exposure--an update and latest results. Int J Androl. 2006;29(1):155-65.
Koch HM, Drexler H, Angerer J. An estimation of the daily intake of di(2-ethylhexyl)phthalate (DEHP) and other phthalates in the general population. Int J Hyg Environ Health. 2003;206(2):77-83.
6 Vgl. Schimmelpfennig 2014: S. 133.
7 Vgl. Nedoma 2013: S. 27.
8 Vgl. die Arbeit von Exley et al. (Anm. 1)
9 Vgl. Kehrbusch 2013: S. 121.
10 Vgl. Greenpeace 2012: S. 32.

IMPRESSUM

Konzept und Inhalt:
Victoria Rust www.rawexotic.com

Lektorat:
André Kühne www.wildpflanzenliebe.de

Gestaltung, Satz und Reinzeichnung:
Ina Becker www.designista.de

Fotografie:
Jasmine Sun www.jasmina-sun.com
Michael Schiller www.kasomicema.de
Gero Gröschel www.gerodesign.com
Timo Frank www.timofrank.de
Otto Fink

BILDNACHWEISE

Bildlizenzen:
Essential cinnamon oil @ Kazmulka, depositphotos.com
Natural women's sensual lips closeup @dmitryzubarev, depositphotos.com
#96670066 | Urheber: Remains, fotolia.com

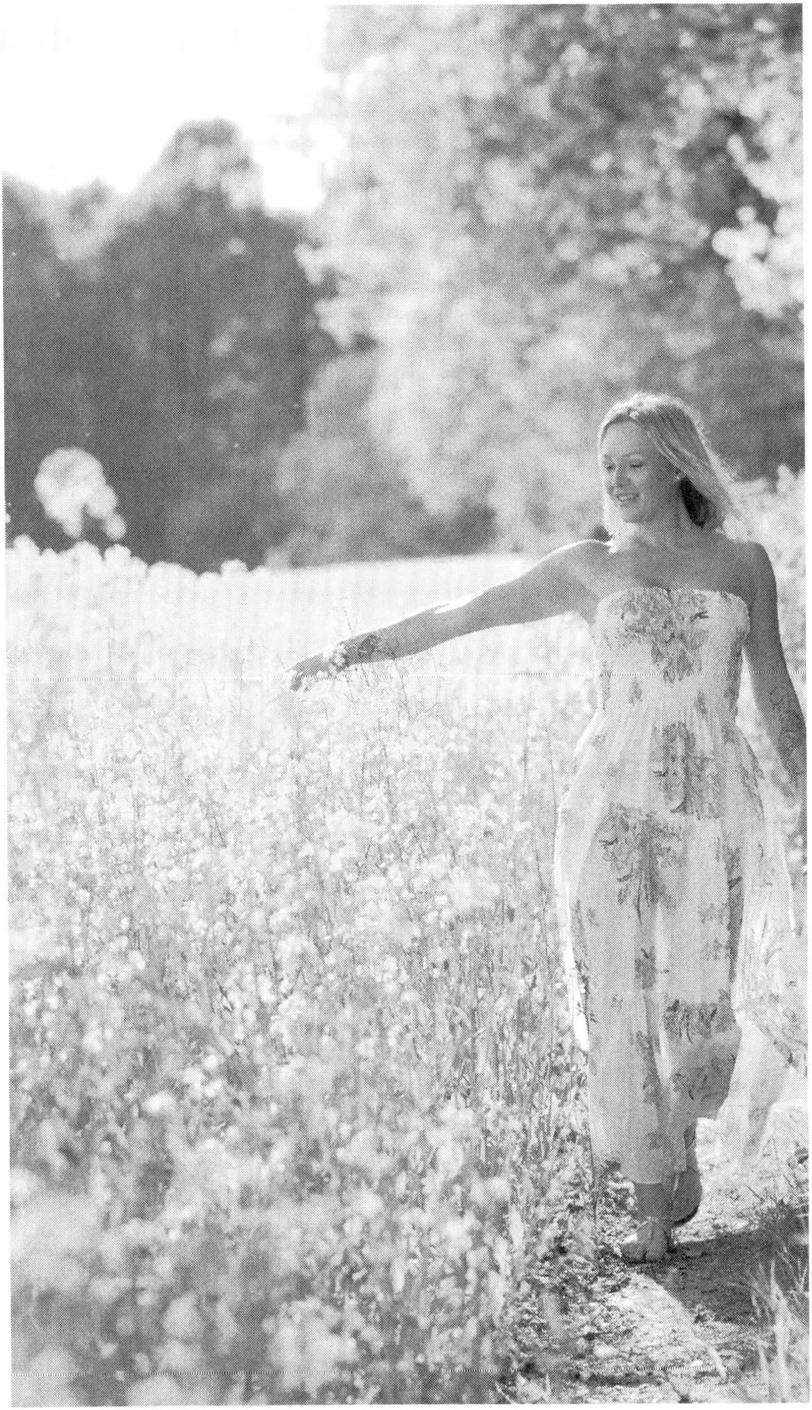

LITERATUR

Brand, Mira (2015):
Kokosöl - Natürlich Gesund und Schön.
CreateSpace Independent Publishing Platform.

Clement, Brian (2012):
WunderLebensMittel:
Mit dem bewährten Hippocrates-Programm Lebenskraft tanken – für Gesundheit und Vitalität bis ins hohe Alter.
1. Auflg. Hans-Nietsch-Verlag.

Epstein, Samuel S.; Fitzgerald, Randall (2009):
Toxic beauty. How Cosmetics and Personal-Care Products Endanger Your Health... And What You Can Do About It. 1. Aufl., Benbella Books.

Gabriel, Julie (2008):
The Green Beauty Guide:
Your Essential Resource to Organic and Natural Skin Care, Hair Care, Makeup, and Fragrances. HCI.

Greenpeace (2012):
Giftie Garne – der große Textilien-Test von Greenpeace.
Stand November 2012. Abrufbar unter: http://www.greenpeace.de/files/20121119-Studie-Giftige-Garne.pdf

Gröber, Uwe; Holick, Michael F (2012):
Vitamin D – die Heilkraft des Sonnenvitamins.
3. überarb. u. verb. Aufl., Wissenschaftliche Verlagsgesellschaft.

Kehrbusch, Susanne (2013):
Alles klar mit Haut und Haar.
9. Aufl., emu-Verlag.

Mutter, Joachim (2012):
Grün essen!: Die Gesundheitsrevolution auf Ihrem Teller.
3. bearb. u. erg. VAK Verlag.

Nedoma, Gabriela (2013):
Grüne Kosmetik – Pflege, die mir schmeckt..
2. Aufl., Freya-Verlag.

Neumeier, Petra (2014):
Zitrone – Multitalent für Vitalität und Schönheit:
Über 100 Tipps und Rezepte mit der Heilkraft der Zitrone.
CreateSpace Independent Pub.

Rothkranz, Markus (2010):
Heile Dich Selbst.
1. Aufl., Hans-Nietsch-Verlag.

Rothkranz, Markus (2011):
Schön und gesund.
1. Aufl. Hans-Nietsch-Verlag.

Samel, Gerti; Krähmer, Barbara (2013):
Heilende Energie der ätherischen Öle:
Die 100 wirksamsten Aromaöle für Körper und Seele.
Irisiana Verlag.

Schimmelpfennig, Marion (2014):
Giftcocktail Körperpflege:
der schleichende Tod aus dem Badezimmer. 5. Aufl., Fischer.

Schirner, Markus (2011):
Aroma-Öle –
Beschreibung und Anwendung von über 200 ätherischen Ölen.
3. Aufl., Schirner Verlag.

Shelton, Herbert M. (2012):
Food Combining Made Easy.
Book Pub Company.

Zeland, Vadim (2013):
Transsurfing – Die Steuerung der Wahrnehmung.
Knaur MensSana Verlag .

Zimmermann, Gabriela (2012):
Heilerde für ein gesundes Leben: Löss, Ton, Lehm, Moor, Entgiftung und immunstärkend, für natürliche Schönheit.
Sonderausgabe. Kopp Verlag.

Quellen im Internet:

Agence française de sécurité sanitaire (AFSS):
Risk assessment related to the use of aluminum in cosmetic products.
http://ansm.sante.fr/var/ansm_site/storage/original/application/bfd7283f781cd5ce7d59c151c714ba32.pdf

Das Gesundheitsfundament:
Sonne – kostenlose Vitamin-D-Quelle.
http://www.gesundheitsfundament.de/fundament/sonne/

Erdbeerlounge: *Parfüm selber machen.*
http://www.erdbeerlounge.de/beauty/make-up-kosmetik/parfum/parfum-selber-machen/

Alruna GmbH:
Bedenkliche Inhaltsstoffe.
http://www.rutano.de/bedenkliche-inhaltsstoffe.html

Natural News:
Body odor can be eliminated through a change in diet.
8. Februar 2005.
http://www.naturalnews.com/004417.html

Beautiful on Raw:
Raw Foods and Lip Care.
31. Januar 2009.
http://www.beautifulonraw.com/raw-foods-and-lip-care.html

Body Enlightment:
8 Simple Food Combining Rules for Raw Foodists.
24. August 2007.
http://www.bodyenlightenment.me/blog/2007/08/8-food-combining-rules-for-raw-foodists/

Haftungsausschluss

Die Erkenntnisse in der kosmetischen Pflege und in der Medizin unterliegen laufendem Wandel durch Forschung und therapeutischer Erfahrung. Die Autorin hat große Sorgfalt darauf verwendet, dass die in diesem Buch gemachten Angaben und Anwendungen sowie deren Wirkungen dem aktuellen Wissensstand entsprechen. Dies entbindet den Nutzer jedoch nicht von der Verpflichtung, die Rezepturvorschläge und Anleitungen sorgfältig zu prüfen und die Verordnung in eigener Verantwortung zu treffen. Die Autorin muss alle Schadensersatzansprüche von vornherein ablehnen.

Bitte beachte:

Dieses Buch dient der Selbsthilfe, die hier vorgestellten Informationen sind sorgfältig erarbeitet und getestet worden. Die Aussagen und Informationen in diesem Buch basieren auf persönlichen Erfahrungen und sind keine medizinischen Ratschläge. Die Autorin ist nicht verantwortlich für mögliche negative Konsequenzen, die sich aus der Umsetzung eines Vorschlages oder einer Vorgehensweise ergeben. Jeder ist für sein Handeln selbst verantwortlich. Bei körperlichen oder psychischen Gesundheitsproblemen unterziehe dich bitte einer professionellen medizinischen oder heilpraktischen Behandlung.

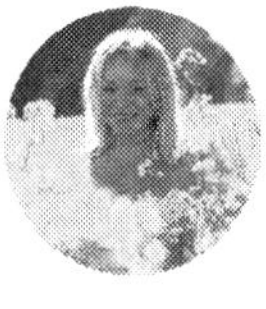

www.rawexotic.com

Viktoria Rust
Max-Pechstein-Strasse 26
D-22115 Hamburg
+4917620745851
victoria@rawexotic.com

17732253R00097

Printed in Poland
by Amazon Fulfillment
Poland Sp. z o.o., Wrocław